日本史研究叢刊 24

医師と文芸

室町の医師竹田定盛

大島壽子 著

和泉書院

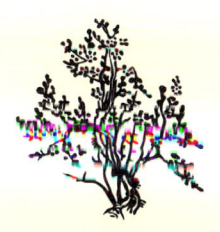

B　A

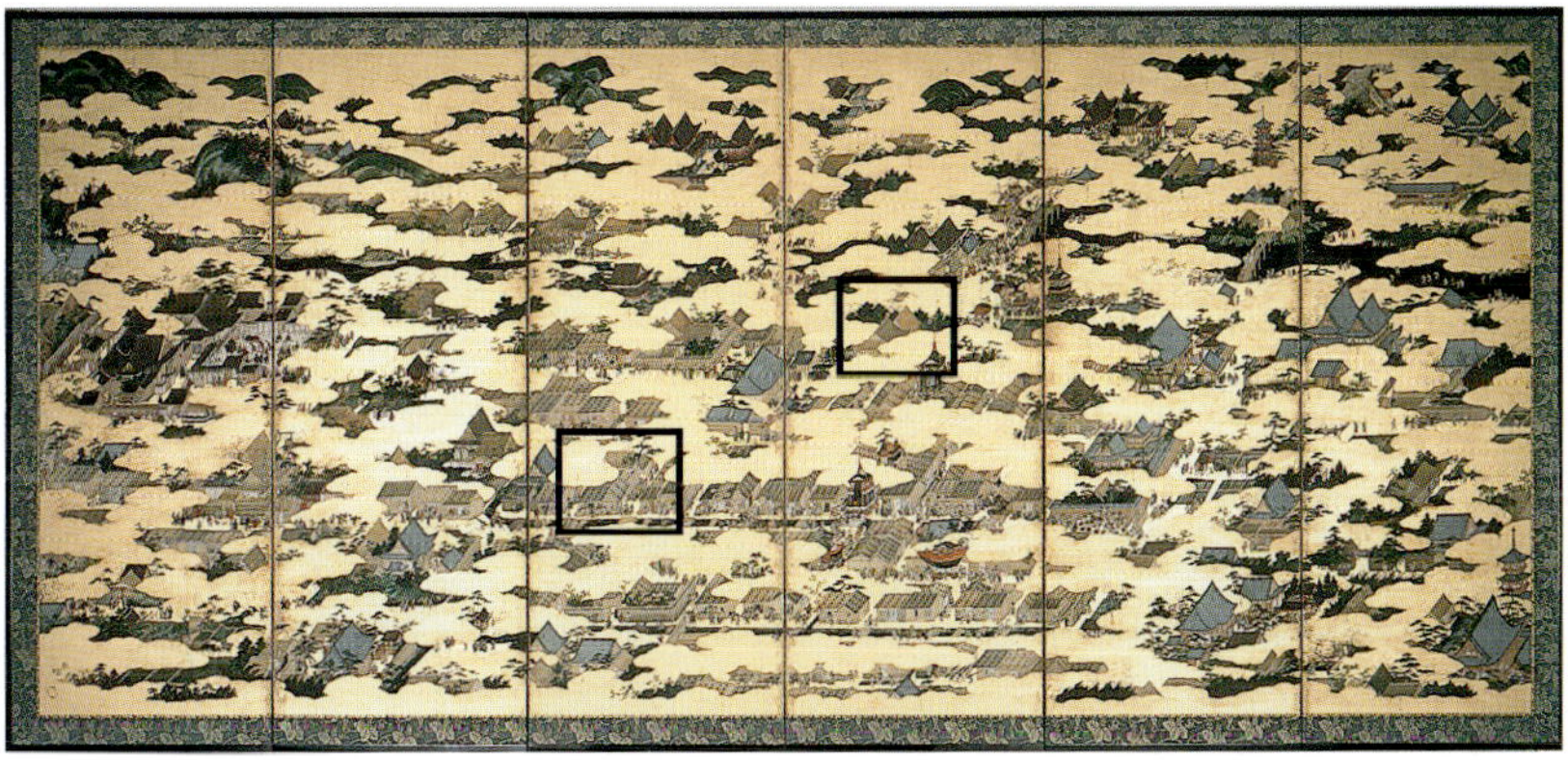

A

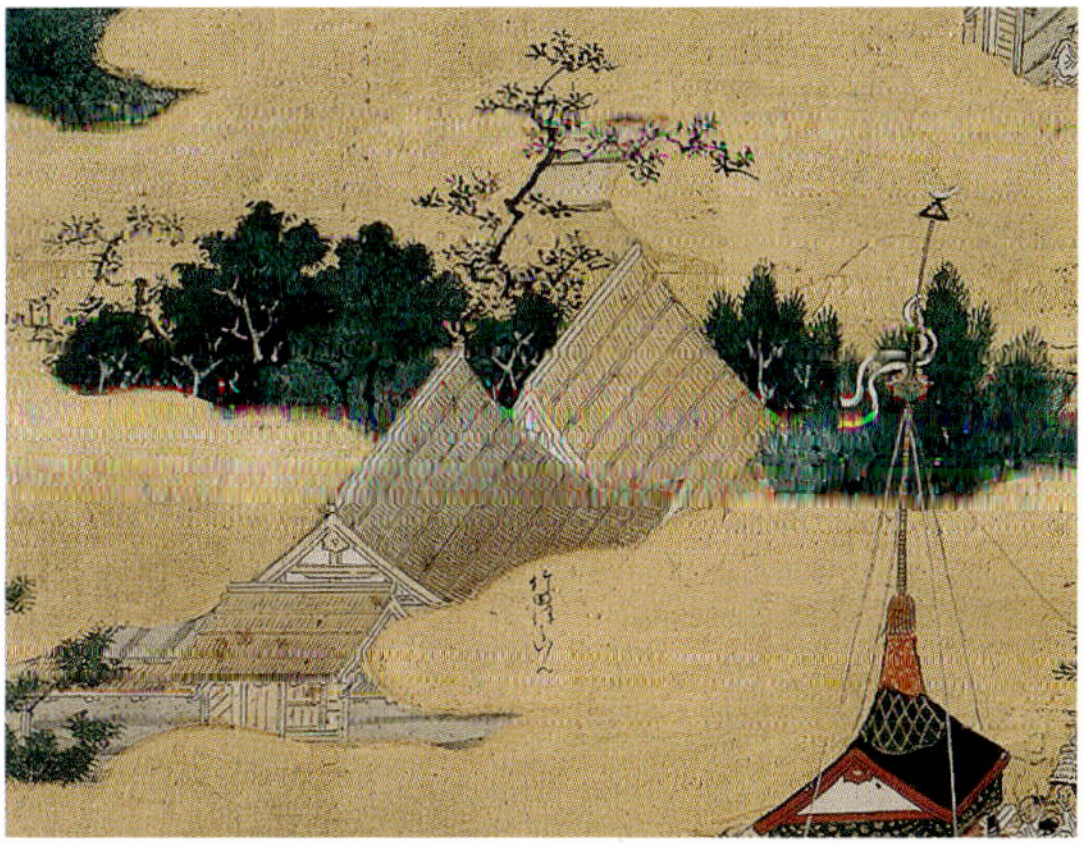

B

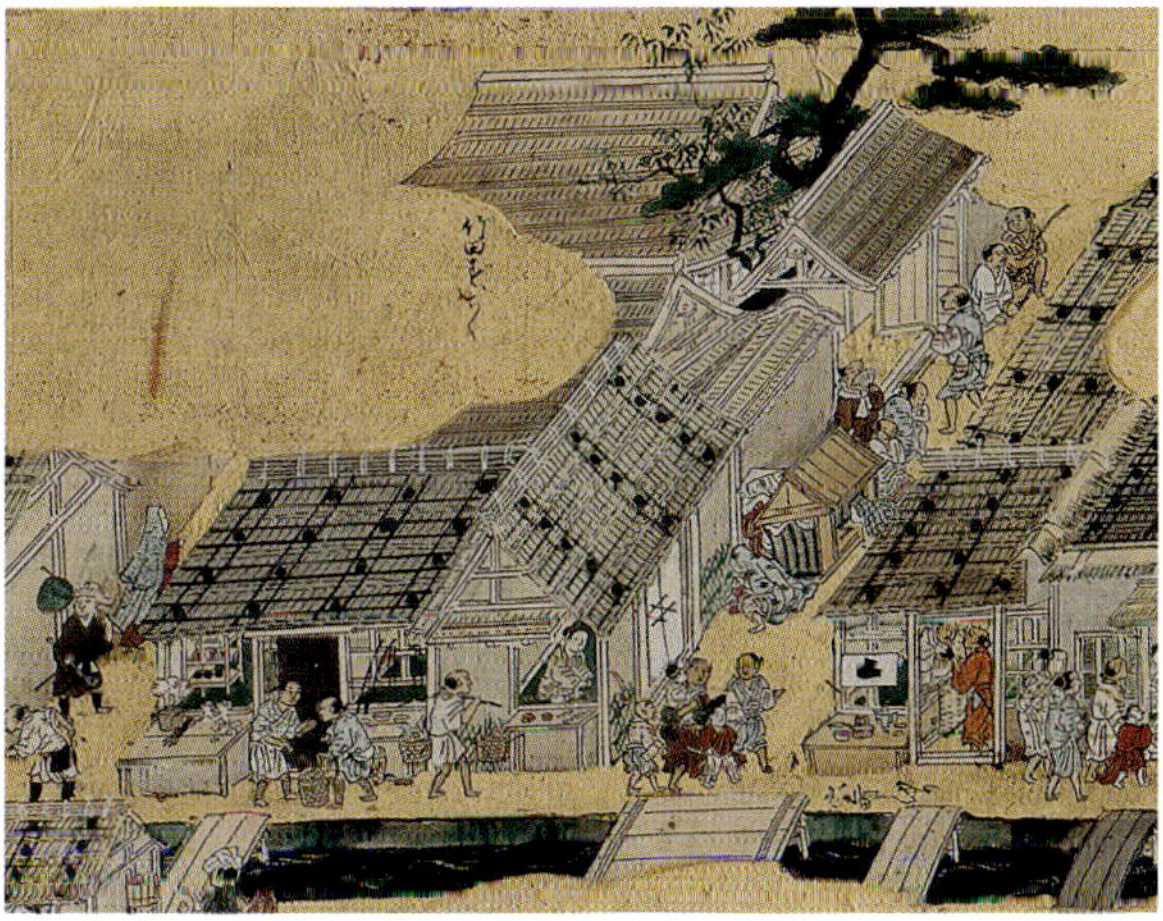

上　上杉本洛中洛外図屏風　右隻
（米沢市　上杉博物館蔵）

中　A枠部分の拡大図。竹田法印（定珪）の屋敷。

下　B枠部分の拡大図。竹田瑞竹の屋敷。
（本書139頁参照）

目次

はじめに

北山文化や東山文化に代表される室町時代は、文化史の上で大きな変革の時代であるといわれる。これは医学史の上でも同様で、近代医学にはまだ程遠いとはいえ変化の気運を呈しはじめた時代であった。我が国の医学史の転換期になったこの時代の特徴のひとつは、優秀な民間医が多く登場し活躍したことである。

　それまでの長い間、日本の医療の表舞台にいたのは律令制の下で育てられた官医達であった。医療技術については『医疾令』（国医生條）に「凡国医生業術優長、情願入仕者、本国具述㆓芸能㆒申㆓送太政官㆒」とあり、「芸能」としてとらえていた。源順の編纂した十世紀の辞書『倭名類聚抄』は医を和名で「久須之」とし「治病工也」とし、鎌倉時代に成立したとされる百科事典『二中歴』も医師を「一能」に分類している。医術は長い間その言葉が示すように「技芸」のひとつと考えられていたのである。そのため彼らの身分はそれほど高くはなかった。医道の極官とする典薬頭[1]でも、『令義解』の官位令[2]によれば従五位下に過ぎなかったのである。

　ところが典薬頭を丹波、和気の両家で世襲するようになるとともに、十三世紀には昇殿を許される者が現れてくる。十四世紀初には宮内卿などを兼任するようになり、官医の公卿化が普通のことになった。これは治療成功による報賞としての身分であって、その基礎には医療を通じて生まれた貴顕との人間関係の存在があった。その関係の上に丹波、和気、半井ら一族[3]が、官医として日本の貴族社会の医療を担っていたのである。

　しかし世襲は家という閉ざされた場での医方相伝である。その性格上保守的な側面を強く持つため、新しい知識技術を取り入れることが少なくなる。その結果、医師としての能力低下が起こってくるのは当然の成り行きであった。病はどの時代を通じても人間共通の悩みであり、誰しも腕の良い医者の治療を受けたいと考える。民間医はそういった背景の中で、自身の実力で頭角をあらわしてきたのである。(4)

応永二十九年（一四二二）六月の称光天皇御不予の際には、民間医の坂胤能やその弟子が参内し、また真知客の(5)弟子の禅僧二人も治療にあたった。六月十二日、中原康富（一四四〇～一四五七）はこの禅僧について、

此両人者故真知客《シンシカ》医師之弟子共也云々、故真知客者雖不明医、又有《シ》信仰之人歟云々、此僧《ノ》名慶恩《ト》云々(6)、

と言いていて、この慶恩という僧医を知らなかったようである。同十五日には、

後聞、侍医幸基《元名頼豊》朝臣参内御脈取云々、本道之輩参入之事、今度御悩中是始也。希代事也、只藪医師ハカリ被聞食入之條如何、(7)

と、この日になってはじめて侍医の丹波幸基が召されたことを記している。(8)この記事から、以前は御不予の際には先ず侍医が召されていたのに、此の頃になると時には民間医が優先して召されることがあったとわかる。康富が「藪医師ばかり召されるのは如何なものか」と憤慨した「藪医師」の意味は、官医に比しての田舎医者といった意味であり技術の劣る医者の意味ではない。その頃の康富は民間医が優先して天皇に召されることについて、少々抵抗を感じていたようである。

ところがその康富の考え方も変化してくる。嘉吉二年（一四四二）十月の後花園天皇御蚊触（癰）の際には、まず最初に丹波頼豊朝臣、清阿、久阿、正義坊、周坊等を召された。しかし全員が御療養斟儀の由を申したため、管領畠山が派遣した下郷に診せ、その針治療で平癒したのである。この件について康富は、

本道之医師中《ニ》当時無針之名誉、可云道之零落歟、(9)

と官医らに針の名医がいないことを歎いた。康富は約一ケ月後にも、

於御内薬者、清阿調進之者也、典薬頭頼豊朝臣雖参入、於御薬者不進上也、其外医師茂成朝臣、季長、盛長、保成、篤忠、有康等朝臣等、惣而皆不参候者也、此事為旧為身失面目之間、各被召可給御脈之由、茂成朝臣等一揆就伝奏雖望申、自兼無名医之間、依人不信仰不参候云々、(10)

と書いている。薬は清阿が調剤し進上したもので、典薬頭頼豊は参入しただけで薬を進上することがかなわず、その外の官医達は召されることもなかった。茂成等はこれでは面目を失うので御脈を取りたいと一揆して伝奏に願い出たが、かねてより名医がいないと人々の信用がなかったので叶わなかった、というのである。医師の能力に疑問があれば別の良医を求めようとするのは当然のことで、康富の考え方の変化をみても、官医に対する信頼が堕ちて、保守的で先例に従うのが通例の禁裏にも不信感を持たれるようになった様子がみてとれる。

この時代の貴族にとって文化的活動をすることは重要なことであったので、貴族化した官医達も連歌会など文化的な営みの場に参加した。しかし『建内記』永享元年（一四二九）三月十一日条に「医陰両道輩、雖聴昇殿不聞雲客列」とあり、同三十日条にも丹波季長らに対し「雲客悉被進之後可出御前之由内々命了」と命じていることなど、いわゆる殿上人とは異なり、明らかにその扱いに差がみられる。貴族といっても報償として得た身分に過ぎず、万里小路時房が「医陰両道輩」と医師も陰陽師も「道の輩」（技術を職とする者）と表現したことは、官医に対する扱いを如実に示している。新村拓氏が「典薬頭を世襲した丹波・和気両氏が、位次は高くとも家格の低い氏族であったことに対する他の公卿達の感情的な反発が渦巻いていた」(11)と述べているように、貴族化した官医に対する周囲の感情には複雑なものがあった。

『看聞日記』永享五年（一四三三）正月二十五日条には、

月次連歌無人之間延引。先殊更連歌初欲張行之処。知俊朝臣参。仍一座席召加。其外例人数也。定直等不参。医師茂成朝臣参。対面賜盃退出。今日会令存知可祗候之由存歟。知俊朝臣同道参云々。外様之間内々会有憚之間不召加。無念存歟。入夜百韻了一献如例。(12)

と、医師の半井（和気）茂成が連歌会への出席を許されなかったことが記されている。この連歌会は二十五日を例会とする月次連歌会で、伏見宮貞成を中心として伏見御所で張行されていた。貞成親王は北朝の正統でありながら皇位につけず、将軍家や天皇家の思惑にふりまわされ続けた人物である。そういった貞成親王や近臣の持つ不平不満、その共通意識がこの内々の連歌会を支えていた。この連歌会は「著名な連歌師を招いて催されることは一度もなかった上に、終始「外様」を排して、譜代の近臣と、ごく近しい「地下」の者たち（小川禅啓ら）を会衆としてのみ催されて」(13)いた内々の連歌会であった。官医の最高位である典薬頭であった茂成でも「外様」であることを理由に参加を拒否されたのである。

連歌の上手とされた和気明茂は文明五年（一四七三）頃より度々連歌会に出席していて、自邸でも連歌会を催している。『新撰菟玖波集』には二句採用され、文明十四年（一四八二）二月の親王御方御月次御連歌会にも出席を許されている。それでも『親長卿記』同月十二日条には出席者の名を列記したあと、最後に「半井二位入道、常茂、俗名明茂二位、依連歌堪能被召加」とあり、そこには「本来参加させる立場の者ではないが連歌の上手であるから特別に許した」というニュアンスが感じられる。和気明茂が従二位に叙されていても扱いには差があったようである。

和気明茂以外にも官医が自邸で連歌会を催すことがあった。文安元年（一四四四）には丹波盛長邸(14)で北野法楽連歌を張行、また宝徳二年（一四五〇）には典薬頭和気保家邸(15)で連歌の会が行なわれ、中原康富らが出席している。丹波頼秀も和歌や漢詩の才能があったようで、『後法興院記』には月次和漢会で彼が頭役をつとめた記事が何度もある(16)。他には延徳元年（一四八九）に丹波重長が平家物語を語ったことが『実隆公記』に記されている(17)。

以上のように公卿化した丹波、和気、半井の官医達はそれなりに文芸活動をしていたが、此の時期ようやく内裏や伏見宮家などに進出する機会を得た民間医のほうはどうであったか。京都には需要に応じて優秀な医師が集まり、民間医も内裏、貴族や幕府の要人達と容易に接触できるようになった。貴顕の治療は往診して行なうため医師は屋敷の奥に出入りすることになり、それらの人々と密な接触を持つようになる。治療の為とはいえそこには人間的な交流が当然生じてくるから、民間医が当時の一流の文化文芸に触れたであろうことは想像できる。かつて文化文芸が上流社会に属する者だけの特権であった時代が終わり、いままで蚊帳の外の存在であった民間医にもその機会がめぐってきたのである。しかしながら交流があるからといっても医師自身が文芸の素養や才能を持っているとは限らない。そのほとんどは医療行為だけの付き合いであったようである。

江村北海（一七一三〜一七八八）は、『日本詩史』の中で次のように述べている。

余古籍を考ふるに、医の詩を以て称せらるるもの絶えて無し。今を以てこれを思へば、解すべからざるに似たり。他邦の如きは姑くこれを置く。今京城の中に講説を業とするもの、無慮数十人、謁をその門に執るは、医家の子弟にあらざるもの靡し。これを除いて復た生徒無し。しかして医生の学を為す、亦ただ句読を習ひ、詩を作ることを学び、以て自家の術業を潤飾するに過ぎず。故に間才敏の子弟有りと雖も、未だ小成に至らず、既に已にその学を弁髦にす。蓋し儒術文芸、身を立て口を糊すべからずして、方技は往往家を興し財を殖すればなり。ここを以て近時医を為すもの、詩をつくらざるは無し。しかして詩を善くするものは至りて罕なり。(18)

これは「医師が詩作を学ぶのは自身の本業である医業を飾るために過ぎず、古より医師のなかに詩作で讃えられた者はいない」とする厳しい評価である。同じく『日本詩史』の中で、

士仏和歌及び聯歌を善くす。『勢州紀行』有り。国字を以てこれを録す。その中に詩有り。その一に曰ふ、「渡口無舟憩樹陰、漁村煙暗日沈沈、寒潮帰去前程遠、又有松濤驚客心」優柔平暢、頗る誦詠するに足る。

と、北海が評価した医師は坂士仏ただ一人であった。

坂氏は『寛政重修諸家譜』によれば清和源氏の流れをくみ、九仏より洛陽（京都）に住み医を業とした。九仏の子の十仏は諸人の療治に功ありとして、延元二年（一三三七）民部卿法印に叙される。「和歌をよくするをもって、

等持院尊氏に愛重せられ、その命によりて万葉集を講じ」たという。同家譜は十仏の子の士仏についても「和歌をもって業とし、また医術を学びて神に通ず。後光厳院、後円融院、後小松院につかえたてまつる」としている。ただし江村北海が『勢州紀行』を士仏の著作としているのは誤りで、『勢州紀行』は士仏の父の十仏の作であり、このことは伊勢外宮の神官であった度会常彰（一六七五～一七五二）が十仏の著作と考証している。[19]『菟玖波集』には十仏の十八句が収められている。士仏の曾孫の上池院胤祐も寛正四年（一四六三）幕府和漢聯句会に出席し詩を詠んでいる[20]ので、坂氏は文芸に親しんだ一族であったと思われる。

北海は「近時医を為すもの、詩をつくらざるは無し。しかして詩を善くするものは至りて罕なり」としている。しかし時代遅れの相伝医学に甘んじた官医が零落していった事実が如実に示すように、この時代に第一線で活躍する為には常に新しい知識を得る必要があった。医が呪術であった時代なら可能であったかもしれないが、室町時代は医を本業とするにはそれなりの努力を必要とする時代であった。余程の才能がなければ両道に長けることなど無理であり、医術と詩歌の両面で後世に名を残した医師が少ないのは当然のことと思われる。

しかしながら室町の文芸は詩作に限られたものではなく、広く文学芸術が華やかに輝いた時代である。詩や歌や連歌を楽しみ、謡や能の観賞が時代の風潮としてもてはやされた。民間医の中には坂氏以外にも文芸に深く心をよせる者があり、その一人に竹田定盛[21]をあげることができる。

竹田定盛は内裏や幕府と深いつながりを持った医師で、当時の日記には医師としての定盛の行跡が多く残されている。ただ医師としての記録の多さに比べると能や連歌の会に出席した記録は僅かしか見当たらない。彼の作品は能《善界》以外には文明四年（一四七二）五月二十八日の「玉津島社法楽仮名題目百首和歌」一首、『新撰菟玖波集』一句だけであり、現在まで残されているものは僅かである。しかし交際範囲の広さや周囲の彼にたいする評価からみて、医師として有能であっただけでなく文化人としても一流であったことは充分に伺えるのである。

竹田定盛についての過去の研究をみると、まず医学史分野では、富士川游氏が著書『日本医学史』(22)の「室町時代ノ医学」の項で、竹田家をとりあげている。これは「寛永諸家系図伝」の記載をもとにしているものであって簡単な記述にとどまっている。

竹田定盛を医学史上の名医として詳しくとりあげたのは、服部敏良氏の『室町安土桃山時代医学史の研究』である。昭和四十六年に発行されたこの書は、多くの医学史研究者にとってバイブルのような名著である。服部氏はこの時期の日記文学に注目し、

> 従来、これらの日記に記された医学の面については、国史学・国文学などの面からは深く研究されることもなく、また医学者からも、あたかも領域外のごとくに考えられ、ほとんど手をつけられていないのが現状である。従って、これらの日記に見ゆる医学に関連する記事は谷間に埋もれたまま、大方の注目を引くこともなく、今日に至ったのである。しかしこのような点に着目して当時の医療の実態を明らかにすることは、ただ医学史のみならず、文化史・国史の面からも、きわめて重要なことと言わねばならない(23)。

と、この時期の日記文学の史的価値を重要視している。服部氏は、医学史は政治・文化史を背景に考える必要があるという考えから、多くの日記を詳細に調べ、そこに書かれている医学書や医薬名、病名や治療法などから当時の医療の概況をまとめた。竹田一族については多くの頁をさいて詳しく述べ、その系図上に疑問点があることについても言及している。服部氏がまとめた同書の付表（日記の中に医師名が記載された箇所を一覧表にしたもの）は非常に有用なものである。

新村拓氏は『日本医療社会史の研究』の「中世の民間医とその系譜」の項で竹田氏について述べている。竹田氏についての報告としては本書がもっとも詳しく検証したものといえる。新村氏は「病気というものは個人的な面と、社会的・集団的な面の両面をもつもので、歴史的時間の経過の中でこの両面がどう変化していくか(24)」という観点か

ら中世における民間医の台頭を述べ、此の時期の代表的医師の一人として竹田定盛をとらえている。以上の富士川氏、服部氏、新村氏の研究目的は、いずれも医学史研究にある。日本の医学発達史の中で竹田氏をとらえ、竹田氏の業績を述べる中で定盛についても言及しているものである。あくまでも医者としての定盛の評価であり、文学文芸面での評価をしているわけではない。

文学文芸の分野では竹田定盛についての詳しい研究はほとんどみられない。わずかに小林静雄氏の『謡曲作者の研究』の中の「竹田法印定盛考」[25]が挙げられる程度である。小林氏は謡曲「是害」の作者としての定盛の人物像を考察し、『本朝医考』[26]及び『皇国名医伝』[27]の竹田家の記述には誤りがあることを指摘した。その後も能楽研究の分野では定盛に言及したものがあるが、いずれも簡単な記述にとどまっていて、小林氏の「竹田法印定盛考」からの引用、もしくはその範囲を出ないものである。

他に竹田定盛の直接的研究ではないが、注目するものとして福田安典氏「『恨の介』作者考」[28]がある。福田氏は竹田家と文芸の関係について注目され、「恨之介」の作者が竹田家周辺の可能性があると考察されている。竹田家は定盛以後も医師でありながら文芸にも親しんだ者があり、福田氏の指摘は充分可能性があると考えられるものである。

以上のように竹田定盛の研究は、医学史以外の分野ではほとんどみられないのが現状である。竹田家は長く続いた医家であり、代々名医を輩出してきた。また医学の指導書を著わした者も多数いる。医学書は文学作品ではないが、文筆に親しむ習慣がなければ医学書の執筆であっても簡単なことではない。そういった竹田一族の体質は定盛の生き方に影響を受けていると思われる。定盛は民間医でありながら禁裏や貴族や幕府と深い交流を持った。定盛のように医師としてだけでなく文化人でもあった人物については、医学史と文学史の両面からアプローチする必要がある。室町文化は華やかな文化が上流から一般大衆へと急速に広がっていった時代である。定盛が室町文化史の上ではたした役割はどのようなものであったのかを知ることは、この時代の特徴の一端を知ることに通じる。

注

（1）北畠親房により暦応三年（一三四〇）に成立した『職原抄』に、典薬頭を「医道極官也、他人不レ任レ之」と注している。

（2）『令義解』職員令に、典薬頭は「掌《ル》下諸薬物《ノ》。療《シ》二疾病《ヲ》一。及薬園《ノ》事《ヲ》上。」とある。同医疾令には「五位以上疾患者《セハ》。並奏聞《シテ》遣《シテ》レ医《ヲ》為《ヨ》レ療《スコトヲ》。仍《テ》量《テ》レ病《ヲ》給《ヘ》レ薬《ヲ》。致仕《スル》者《モ》亦准《セヨ》レ此《ニ》。」とあり、主に五位以上の者を治療の対象としていた。『令義解』は勅命による『養老令』の注釈書として、清原夏野・小野篁らが八三三年に完成し、翌年より施行された。養老令そのものは残っていない。国史大系『令義解』（吉川弘文館、一九三九年四月）。

（3）和気家は和気清麿を祖に持ち、和気時雨の代より典薬頭を勤めその後も典薬頭を出していたが、十二世紀になると丹波氏の典薬頭補任が圧倒的となった。半井氏は和気氏より出ている。

（4）官医の世襲化と民間医の台頭の関係については、新村拓氏が詳しい。新村拓『古代医療官人制の研究』（法政大学出版局、一九八三年四月）。

（5）真知客は『看聞日記』応永二十八年九月九日条に「後聞。医師心知客今日円寂云々。名医之間尤可惜。時々参間殊不便也」とあることから、この前年に没していた。真知客または心知客と記されている。

（6）『康富記』応永二十九年六月十二日条（増補史料大成『康富記』臨川書店、一九六五年九月。以下同じ）。

（7）『康富記』応永二十九年六月十五日条。

（8）侍医は令義解に「掌《ル》レ供二奉《スルコトヲ》診候一。医薬《ニ》。」とあり、本来は最初に召されて当然の役目であった。丹波幸基は応永十九年に典薬頭（『山科家礼記』）であったが、この頃は侍医として務めている。

（9）『康富記』嘉吉二年十月十七日条。

（10）『康富記』嘉吉二年十一月二十二日条。

（11）新村拓『日本医療社会史の研究』（法政大学出版局、一九八五年二月）四七～五一頁

（12）続群書類従補遺『看聞御記』（続群書類従完成会、一九三〇年十月。以下同じ）。続群書類従補遺には『看聞御記』と題されているが、本書では『看聞日記』とする。

(13) 横井清『室町時代の一皇族の生涯『看聞日記の世界』』（講談社学術文庫、二〇〇三年七月）二六〇頁。
(14) 『康富記』文安元年二月二十五日条。丹波盛長はこの時施薬院使で、後に典薬頭となる。『公卿補任』によると享徳三年正月五日に非参議刑部卿で正三位に叙されている。
(15) 『康富記』宝徳二年十一月五日条。和気保家は宝徳二年六月に典薬頭に補任、寛正四年正月二十五日に正三位に叙されている。
(16) 『後法興院記』文明十四年十月十日条「月次和漢会也、頼秀朝臣頭役也」。ほかに文明十五年八月十日条、文明十六年七月二十日条、長享三年四月二十四日条など。文明十八年六月二十二日の月次和漢会は頼秀の申沙汰によりおこなっている（続史料大成『後法興院記』臨川書店、一九六五年六月。以下同じ）。
(17) 『実隆公記』延徳元年九月四日条（『実隆公記』続群書類従完成会、一九三一年八月。以下同じ）。
(18) 江村北海『日本詩史』（新日本古典文学大系『日本詩史　五山堂詩話』岩波書店、一九九一年八月）。
(19) 度会常彰『参詣記纂注』（明世堂書店、一九四三年十月）九～一〇頁。
(20) 『蔭凉軒日録』寛正四年三月七日条（増補続史料大成『蔭凉軒日録』臨川書店、一九五三年十一月。以下同じ）。
(21) 初めは「昭慶」と称したが、文明十九年に「定盛」と改めた。足利義政の法諱と重なる為といわれている。本書では混乱を避けるため、特に必要がない限り「定盛」の名で統一する。
(22) 富士川游『日本医学史』（日新書院、一九四一年四月）。
(23) 服部敏良『室町安土桃山時代医学史の研究』（吉川弘文館、一九七一年十一月）三七頁。
(24) 『日本医療社会史の研究』（前掲注(11)）四〇五頁「あとがき」より私に要約した。
(25) 小林静雄「竹田法印定盛考」（『謡曲作者の研究』能楽書林、一九四二年十一月）二四四頁。
(26) 『本朝医考』は黒川道佑（?～一六九一）の著した医史学書で寛文三年（一六六三）に刊行された。
(27) 『皇国名医伝』は浅田宗伯（一八一五～一八九四）が著した。前編・本編　各三巻。竹田家は前編（一八七三年刊）に取り上げている。
(28) 福田安典「『恨の介』作者考」（『国語国文』第六十二巻第十一号〈七一一号〉）

第一章　竹田家（定盛以前）

中国で生まれた東アジア伝統医学は、最初は朝鮮半島を介して、後には遣隋使・遣唐使によって直接東方の日本に伝わってきたとされる。『古事記』には、允恭天皇の時代に、

此の時、新良の国王、御調の八十一艘を貢進りき。爾に御調の大使、名は金波鎮漢紀武と云ひける。此の人深く薬方を知れり。故、帝皇の御病を治差めまつりき(1)。

と、金波鎮漢紀武（金武）が来日して天皇の病気を治したとしている。『日本書紀』ではこれを允恭天皇三年（四一三）秋八月とし(2)、これが日本への医師渡来の最初の記録である。

また我が国への医薬書の伝来は、『新撰姓氏録』の、

和薬使主、呉国主、照淵の孫、智聡自り出づ。天国排開広庭天皇諡は欽明の御世に、使大伴佐弖比古に随ひて、内外の典、薬の書、明堂の図等、百六十四巻、仏像一軀、伎楽の調度一具等を持ちて入朝ぬ(3)。

が初出とされている。大伴狭手彦の高句麗征討は『日本書紀』によれば欽明二十三年（五六二）であるので、多くの漢籍とともに智聡が来日したのはこの時期となる。智聡来日に先立つ欽明紀十五年（五五四）二月には、百済より医博士奈率王有㥄陀、採薬師施徳潘量豊らが貢上されたという記事があり、この頃には医師や医学知識が積極的に朝鮮半島から導入されていたことが伺える。

『古事記』上巻の出雲神話には皮を剥がれた因幡の素兎が蒲の花粉で傷を治す話に続いて、大火傷で死んだ大穴

牟遅神（後の大国主神）が貝を使った治療で蘇生する話がある。太古の人々にとって疾病や怪我は死に直結する重大事であった。これらの説話は人々が様々な療法を試みていたことを反映しており、記録としての医師渡来や医薬書伝来以前にも、民間レベルにおける知識や技術の伝播があったことを示している。それは病が国を越えた人類共通の関心事であったからである。

やがて我が国でも医療技術者の養成が必要となってくる。新村拓氏はその背景には、白村江の敗戦により朝鮮からの技術導入が極めて困難なものとなったことがあるとし、「供給源の遮断によって急遽、国内にて医療技術者を養成し、拡大する需要に対応せざるを得なくなったのである」(4)としている。すなわち律令制による医療技術者の国家養成であって、教育には医療技術を持つ帰化渡来人があたった。

『令義解』医疾令には、

凡醫生。按摩生。呪禁生。薬園生《ハ》。先取《レ》二薬部及世習《ヲ》一。謂。薬部者。姓称二薬師一者。則蜂田薬師。奈良薬師類也。世習者。三世習二醫業一。相承為二名家一者也。次取《ニ》二庶人《ノ》年十三已上。十六已下。（中略）聡令《ナル》者《ヲ》一為《ヨ》之。(5)

とある。医生はまず薬部および世習から選ぶことについて、『令義解』には「薬部」とは「姓を薬師とする蜂田薬師。奈良薬師の類」(6)とし、「世習」とは三世にわたって医業を続けた者としている。次に庶人の十三歳以上十六歳以下の聡明な者を採るとした。医官の官位は、宮内省に属し医薬のことを司る典薬寮の長（典薬頭）が従五位下、中務省に属し内廷医療を担当した内薬司の長（内薬正）が正六位上であった。医術も「技芸」としての評価に過ぎなかったので、典薬頭であっても陰陽頭と同じで、雅楽頭（従五位上）より下位であった。

最初は多くの氏族による医官補任であったが、徐々に限られた氏族が独占し世襲化するようになってくる。八世紀に四十四氏族、九世紀に四十七氏族であったものが、十一世紀には十七氏族となり、丹波・藤原・和気・惟宗の四氏がその多くを占めるようになった。特に医道の最高位である典薬頭の補任については、その殆どすべてを丹波氏が占めるようになった[7]。それに伴って位階も上がり、十四世紀初には従三位となり、宮内卿などを兼任して公卿化するようになったのである。この理由を新村拓氏は「療治賞として与える賜禄物の不足に悩んだ公家が最後の手立として叙位除目を持ち出した結果」とし、一方で官医の側にも「民間医と市場を競合する事態を迎えて、有利に事を展開させていくには伝統的な権威、官位を背景とする必要があった[8]」としている。

現存する日本最古の医学書である『医心方』は、永観二年（九八四）に丹波康頼（九一二～九九五）が撰したが、『医心方』は「そのほとんどすべては中国医薬書（一部に朝鮮医書）からの引用」で、その後長く宮廷医学の秘典となり、「医家丹波氏の地位を不動のものにした[9]」のである。もともと医学は症例の積み重ねであり、その蓄積が診断や治療技術の巧拙に結びつくものである[10]。丹波氏はその初期に重雅、忠明、雅忠らの名医を生んだことに加えて、康頼以来の相伝する秘伝を持っていたのである。

しかしこのような家の医方の相伝→医官の世襲化→公卿化の図式は、閉ざされた中での家学の相伝であって積極的に新しい医療技術を取り込むことがなく、当然のことながら医師の能力低下が起ってくる。一方で武家にとっては、公卿化して地位の高くなった官医の診療を受けることが時として困難な場合が生じ、自衛のためには優秀な民間医を幕府御用医師として抱えざるを得なくなった。そういった医療に対する需要増大が多くの優秀な民間医を育てた背景である。

民間医そのものは昔から存在していたが、あくまでも民間人のための民間医であって、それまでは天皇や公家社会に近侍することなどなかった。その民間医が公の場に多数登場するようになって、官医の立場を脅かしたのが室町時代であった。特に足利義満が応永八年（一四〇一）に明との国交を開いたことが、民間医の台頭に大きく影響した。日明貿易によって新しい医書が次々もたらされ、十五世紀後半になると渡明する医師も増えた。官医が相変わらず『医心方』時代の医学を相伝していたのに比べて、自由な民間医はいち早く実用的で簡便とされる明医学をとり入れたのである。

竹田定盛の祖父明室は、そんな時代に先駆けて応安二年（一三六九）に渡明した。『寛政重修諸家譜』によれば竹田家は藤原北家に繋がり、清水谷太政大臣公経長男中納言公定を先祖とし、明室はその五代孫になる。『寛政重修諸家譜』は次のように伝えている。

明室

初昌慶　亀千代丸　山城守　法印

後光厳帝の御宇、故ありて勅勘を蒙り、山城国竹田に蟄居せしときより、竹田を称す。明室武勇強力にして、眼中に瞳ふたつあり。かつて医術をこのみ、其道に志すこと深し。応安二年明国に入、金翁道士に謁し、名をあらためて明室と号し、道士に就て医を学び、許多の書及び牛黄円等の秘方をうけ、また道士が女を妻とし、二子を生む。明の洪武年中皇后産に臨で殆危し。命ありて明室脈を診し、薬一剤を投じて分娩安きを得て、皇子降誕す。太祖其功を賞し、安国公に封ず。居ること十年にして、帰朝に志し、彩色本草其他医家の秘書をよび胴人形鄴瓦硯等を携へ、天授四年（北朝永和四年）の秋本邦に帰る。ときに良医の撰に挙られ、鹿苑院義満につかへ、法印に叙し、采地及び官庫の地、方一町を賜ふ。今京師三条の御倉町といふこれなり。六年（北朝康暦二年）五月二十五日死す。法名明室。

竹田家の系図としては他に『竹田家譜』(11)がある。『竹田家譜』によると、明室（昌慶）は「藤原教良女」を母として建武元年（一三三四）京都で出生し、兄を中納言公定とする。また山城国に蟄居の理由として「緒仁皇子御即位の事」によるとしている。貞治二年（一三六三）公定の死により昌慶が竹田家を相続した。昌慶は応安二年（一三六九）入明し医術を学び、永和四年（一三七八）に帰国した。入明中の出来事については『寛政重修諸家譜』の記述と変わらない。

帰国後について『竹田家譜』は、

後円融帝　御脳に付御薬差上、御平癒ニ因て被叙四位左衛門督候。康暦二年薙髪仕候ニ付被転法印、竹田法印と相唱申候。其節足利義満公より不依僧綱素絹奴袴着用可仕旨蒙仰、且於二条宅地を給り、且竹田ニ而被知行五百石加へ給り申候。応永廿二年八月八日病死仕候。壽八十二歳。

法名　安国院明室浄眼

（句読点は著者による）

としている。『寛政重修諸家譜』が康暦二年（一三八〇）に死亡したとするのに対して、『竹田家譜』ではこの年に出家し死亡は応永二十二年（一四一五）としている。しかし明室の生年、没年については他に史料がない。

宗田一氏は、明室の生年を暦応一年延元三年（一三三八）、没年を康暦二年天授六年五月二十五日（一三八〇）とし、「太政大臣藤原公経の子。幼名は亀千代丸。号は明室。通称は実乗僧都。故あって兄公定と共に伏見竹田荘に蟄居後竹田を姓とした」とする。[12] しかし残念ながら筆者はその根拠とした史料を確認できていない。

明室が明より持ち帰ったとする銅（胴）人形は、体表に経脈・経穴が描かれた針灸のための教材である。宋の王惟一が針の基本教育の為に人間と同寸大に鋳造した人形で、体表には経穴の小さな穴が開けられている。人形の外側に蠟を塗り水を入れて針を刺すと、位置が正しい場合には水が出てくるという。後には小型化され、木製人形や紙に描かれたものとなるが、すべて銅人形と称している。日本に銅人形を持ち込んだ記録の最初が明室であることから、針灸界では明室を日本の針灸の祖としている。以上のように『寛政重修諸家譜』『竹田家譜』では医家としての竹田家は明室から始まるとしている。

しかし竹田を姓とし医薬に関わった者の記録はそれ以前にも見られる。『文徳実録』斉衡二年（八五五）閏四月乙酉条に従四位下清峯朝臣門継の卒伝がある。[13] 門継が左京の人で竹田臣の一族であったことは、『日本後紀』弘仁四年（八一三）正月庚午条に「左京人従八位下竹田臣門継等六人賜姓清岑宿禰」、また『続日本後紀』承和三年閏五月壬辰条に「左京人従五位下清峯宿禰門継改宿祢賜朝臣」とあることからわかる。卒伝によると門継は承和四年（八三七）二月から同八年正月まで典薬頭であった。ただし門継の経歴をみると、典薬頭ではあっても医業を専らにしていたかについては疑問が残る。

竹田姓で明らかに医業を行なっていた人物としては、『政事要略』巻九十五、至要雑事、学校条所引の『善家異記』「服薬駐老験記」[14]の竹田千継がいる。千継は山城国愛宕郡の人で十七歳の時に典薬寮の医生となった。斉衡二年（八五五）に文徳天皇に認められ典薬允となり百一歳で没した。典薬寮の医生は『令義解』によれば「姓を薬師とする蜂田薬師。奈良薬師の類」、「三世にわたって医業を続けた者」または「庶人の十三歳以上十六歳以下の聡明な者」を採るとしている。千継が十七歳に典薬寮の医生となったことから、竹田氏は三世以上医業を続けている一族であろう。他に『大同類聚方』にも竹田乃林麻呂の名があり佐加豆加利の処方を伝えており[15]、竹田氏は医業に関わる一族であったと考えられる。しかしこれらの竹田氏と本書の竹田家の関係については不明である。

昌慶のあとの竹田家は善祐が継いだ。『竹田家譜』では善祐を明室の子とするが、『寛政重修諸家譜』は善祐を明室の弟とし、善祐の子である定盛は明室の甥としている[16]。しかし月舟壽桂（一四六〇～一五三三）の「竹田月海光照法印肖像」[17]では、定盛を明室の孫としている。壽桂の『幻雲文集』[18]には「竹田月海光照法印肖像」に続いて「薬師寺円俊高定和尚寿像」があり、壽桂は定祐、高定らと親交があり医学にも詳しかった。定盛とも時代が重なることから、壽桂が記述する明室→善祐→定盛という親子関係が信頼できると考える。

定盛の父善祐は『竹田家譜』に、

善祐　幼名竹千代丸　後大蔵卿　竹田法印　号助岳

母　相知不申候

山城国竹田ニて出生仕、応永十七年、兄直慶病死仕候ニ付家名相続仕候。応永十九年

後小松帝　御脳の節、御薬差上、御平癒により被叙法眼、同廿十八年

主上　御脳の節、御薬差上、御平癒ニ因りて被転法印、且正恒の御刀被下置候。宝徳二年五月十七日病死仕候。

法名　慶春院芳山　（句読点は大島による）

とするが、日記等の古記録には善祐という名が見られない。同時期に伏見宮貞成親王の主治医として、竹田昌耆という医師が『看聞日記』に多出するので(19)、昌耆と善祐が同一人物の可能性も考えられる。『看聞日記』には、昌耆の弟に周防、昌耆の子に梅香丸の名があり、また昌耆と同行する針医に照善の名もあるが、いずれも関係がはっきりしない(20)。

注

（1）荻原浅男他校注・訳、日本古典文学全集『古事記　上代歌謡』（小学館、一九七三年十一月）。

（2）允恭紀三年「秋八月に、医、新羅より至れり。則ち天皇の病を治めしむ。未だ幾時を経ずして、病已に差えぬ。天皇、歓びたまひて、厚く医に賞みたまひて国に帰したまふ」（小島憲之他校注・訳、新編日本古典文学全集『日本書紀』小学館、一九九六年十月）。

（3）『新撰姓氏録』左京諸蕃下。読み下しは、佐伯有清『新撰姓氏録の研究』（吉川弘文館、一九八三年五月）による。

（4）新村拓『古代医療官人制の研究』（法政大学出版局、一九八三年四月）一五～一六頁。

（5）国史大系『令義解』（吉川弘文館、一九三九年四月）。

（6）蜂田薬師は渡来系氏族である。行基の母の出自が蜂田薬師とされている。奈良薬師については不明。

（7）新村拓『古代医療官人制の研究』（前掲注（4））五〇六頁「第2表典薬頭補任氏族の分布」及び、二九六頁「第2表補任氏族全体に占める主要六氏族の割合」より。

（8）前掲注（4）、三二四頁。

（9）小曽戸洋『中国医学古典と日本』（塙書房、一九九六年三月）一六頁。

（10）『続古事談』巻第五「丹波雅忠が守宮神の夢告で書類焼亡を免れる事」に、丹波氏には医神に守られた康頼以来の文書があったとしている。

（11）富士川文庫蔵本『竹田家譜』。「右竹田家譜一巻借多紀元□（昫カ）秘本鈔而得之　文政十三年九月一日終功於西城直舎　源尚質」のあとがきがある。竹田家譜は他に東京大学史料編纂所蔵本があり、同じあとがきに加えて、「筆者　長野業通　校合　塙忠韶」とある。両者は一部異なる点があるが、全体において同じである。本書では富士川文庫蔵本を使用した（以下同じ）。

（12）朝日新聞社編『日本歴史人物事典』（朝日新聞社、一九九四年十一月）一〇〇一頁「竹田昌慶」。

（13）『文徳実録』斉衡二年閏四月乙酉条の門継卒伝には次のように記されている。

散位従四位下清峯朝臣門継卒。門継。左京人也。達㆓練世俗㆒。無㆓他才学㆒。嵯峨天皇以旧恩。擢為㆓左衛門少尉㆒。弘仁十二年正月叙㆓外従五位下㆒。四月除㆓上野介㆒。十三年遷為㆓右馬助㆒。天長十年叙従五位下㆒。承和三年四月出為㆓長門守㆒。四年二月為㆓典薬頭㆒。八年正月拝㆓備後守㆒。九月為㆓縫殿頭㆒。十二年正月叙正五位下㆒。十五年正月叙㆓従四位下㆒。隠㆓居難波㆒。病卒。時年七十四。

（14）『政事要略』巻九十五、至要雑事、学校条所引『善家異記』には竹田千継について次のように記されている。

「服薬駐老験記」

竹田千継者。山城国愛宕郡人也。宝亀初。歳十七入㆓典薬㆒為㆓医生㆒。読㆓本草経㆒。至㆘于枸杞駐㆑老延㆑齢之文㆒。深以誦憶。将㆑試㆓其徴験㆒。乃買㆓地二段㆒。多種㆓此薬㆒。春夏服㆓其葉㆒。秋冬食㆓其根㆒。又常煮㆓茎根㆒。取㆑汁醸㆑酒。而飲㆑之。毎㆑有㆓沐浴㆒。必用㆓其水㆒。如㆑此七十余年。未㆓嘗懈倦㆒。顔色強壮。猶如㆓少年㆒。斉衡二年。文徳天皇忽患㆓疲羸㆒。衆医供㆓石決明酒㆒。時侍臣或奏㆘千継服㆓枸杞㆒駐㆑老之状㆖。天皇大駭。即時召見。問云。汝生年幾許。千継奏云。天平宝字九年（四カ）歳次庚子生。至㆓今年㆒九十七（六カ）。天皇大恠。令㆘㆓侍臣㆒験㆗視其形㆖。鬢髪「漆」黒。肌膚肥沢。耳目聡明。歯牙无㆑蠹。天皇感服。擢為㆓典薬允㆒供「奉」。即勅㆓薬園㆒。多種㆓枸杞㆒。令㆘㆓千継㆒掌㆖事。千継頗知㆓文書㆒。兼堪㆑幹㆑事。毎㆑至㆓召問㆒。皆協㆓帝念㆒。時左馬寮官人有㆑罪左降。即以㆓千継㆒兼㆓左馬寮允㆒。兼直㆓蔵人所㆒。千継朝夕奔劇。不㆑遑㆓服餌㆒。未㆑歴㆓二年㆒。頭髪尽白。皺面傴腰。歩武之間。扶㆑杖纔行。遂以殞死。時年百一歳。

余幼少聞二先君（氏吉）語一此事一。後聞二文徳天皇近臣修理大夫藤相公所レ語。亦同。仍記レ之。

(15)『大同類聚方』巻四十八「佐加豆賀利也美」治療薬の「佐川豆加利乃方」に竹田乃林麻呂の名がある。

(16)次頁以下に『寛政重修諸家譜』、『竹田家譜』の該当部分を簡略にまとめた系図を掲げ、その補記を施したので、参考にされたい。系図の名前表記は混乱を避けるため、本書にあわせたものを（　）内に付記している。

(17)財団法人研医会図書館蔵「竹田月海光照法印肖像」。奥書に「享禄二年己丑八月三日前南禅月舟叟壽桂識」とある。研医会図書館には「竹田月海光照法印真讃幷序」も残されていて、そこにも竹田家の系譜についての記述がある。

(18)『幻雲文集』続群書類従第三四二巻。

(19)『竹田家譜』では善祐が宝徳二年（一四五〇）に病死とする。『看聞日記』に昌耆の名前があるのは応永二十三年（一四一六）一月から嘉吉三年（一四四三）十二月までであり、不自然ではない。

(20)『看聞日記』応永三十年六月十三日条「医師周防（昌耆法眼舎弟）」。永享六年正月十六日条「梅香丸初参（医師昌耆子）」。

補記　竹田定盛の子供について

1 竹田家系図（『寛政重修諸家譜』及び『竹田家譜』より著者作成）

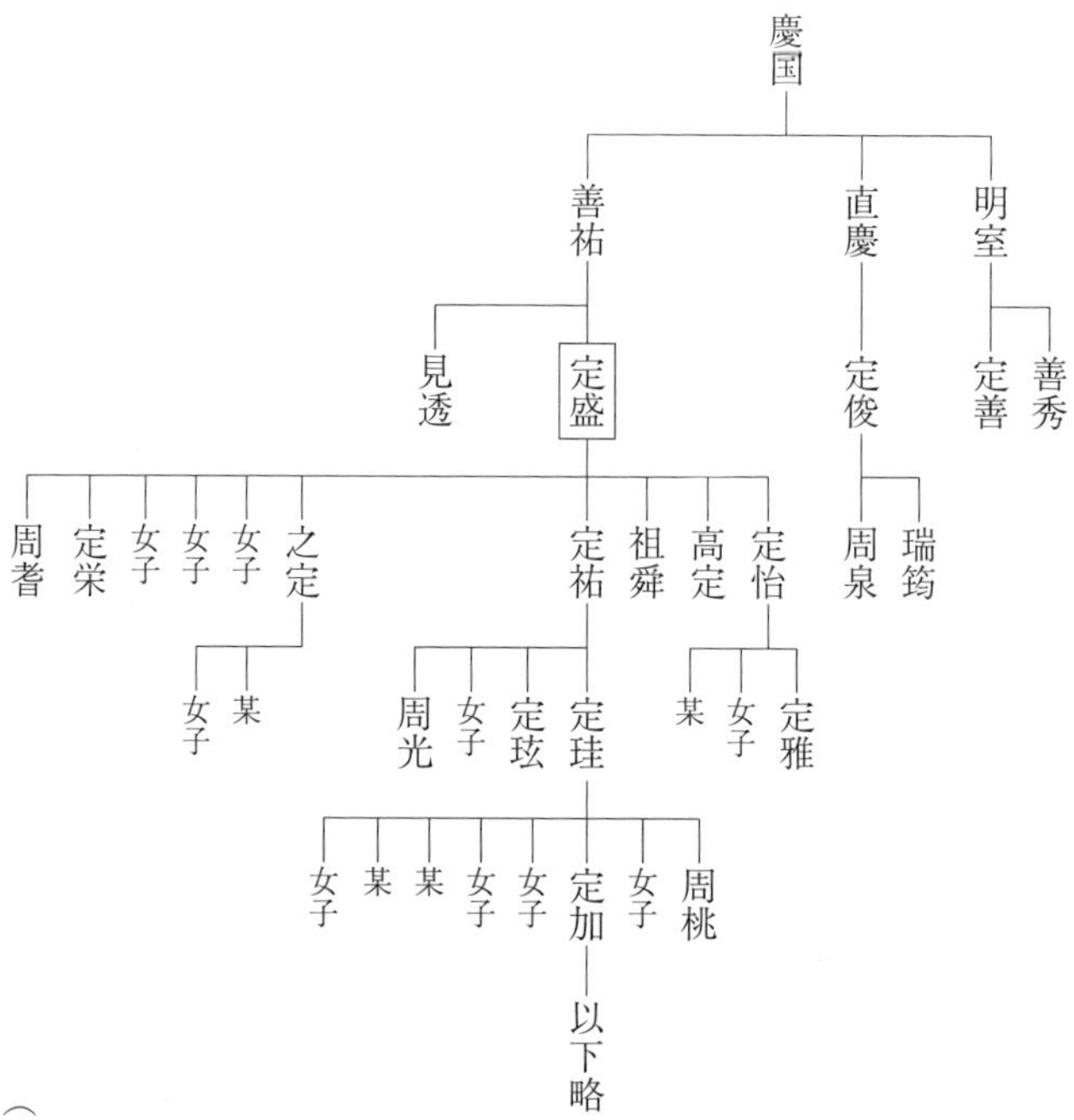

（『寛政重修諸家譜』）

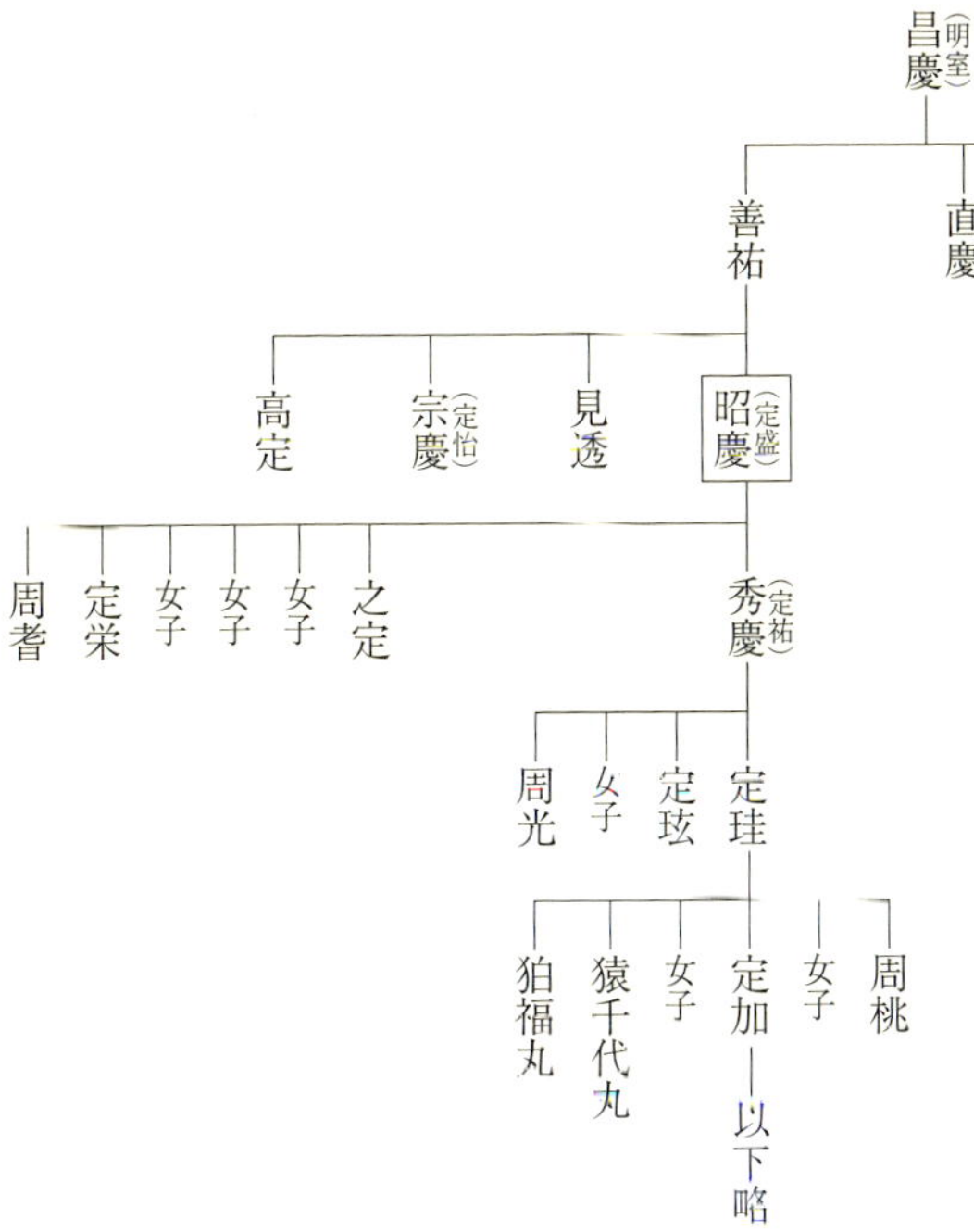
昌慶（明室）
善祐
直慶
善秀
昭慶（定盛）
見透
宗慶（定怡）
高定
秀慶（定祐）
之定
女子
女子
女子
定栄
周耆
定珪
定玹
女子
周光
周桃
女子
定加
以下略
女子
猿千代丸
狛福丸

（『竹田家譜』）

2 系図補記

『寛政重修諸家譜』には定盛の子として「定怡・高定・祖舜・定祐・之定・女子三名・定栄・周耆」をあげているが、一方『竹田家譜』(1)では「秀慶・之定・女子三名・定栄・周耆」を子とし、「見透(2)・宗慶(3)・高定」の三名は定盛の弟とする。両者は一致していない。

『蔭涼軒日録』文明十八年十一月六日に「大慶寺住持者竹田法印息。東福寺宝幢庵内巣松軒祖舜蔵主也」と祖舜が定盛の子とある。また『実隆公記』明応五年十月晦日条には「薬師寺貞盛法印子」とあり、また明応七年閏十月二十二日条にも「薬師寺《南都律僧》某医師定盛法印子也」と南都の律僧薬師寺が定盛の子であるとしている。『御ゆとの丶上の日記』延徳三年四月六日条に「たけた物へまいる御やとまこひにまいる。子のこくろくみんはしめてつれてまいる」と極楽院が定盛の子としている。極楽院は『寛政重修諸家譜』には極楽院月海とある。月舟壽桂『幻雲文集』の「竹田月海光照法印肖像」(4)には、月海光照法印を「明室浄眼令孫」「快翁宗俊第四子」とし、「薬師寺円俊高定和尚壽像」(5)には「長子定怡。逃世而没関西。円俊者第二子。而光照月海兄也」と、第一子が定怡で、円俊高定は第二子で月海の兄としている。月舟壽桂（一四六〇～一五三三）は定盛やその子と同時代の人物であり、交際もあったので、この記載が信頼できるものと考える。

定祐の弟妹が「之定・女子三名・定栄・周耆」であることは、両家譜が一致している。之定については「竹田山城守　細川家家臣に相成候」するが詳細は不明である。定栄が瑞竹軒であることは本文で述べた（第六章注（6））。周耆については『鹿苑日録』明応八年四月二十九日条に「竹田法印来。献一緡。牛黄円百粒。蓋賀住院也。因曰。有季子今年六歳」とし、翌年一月に周霖が「周耆」という名を付けている(6)。

以上から定盛には「定怡（宗慶）・高定（円俊、薬師寺）・祖舜（大慶寺）・定祐（秀慶、極楽院月海光照）・之定・女子三名・定栄（瑞竹軒）・周耆」の男七名女三名の子女がいたことになる。長子定怡については、近藤清石氏が、定慶家伝を能くし、法眼となる。義隆の招きに応じて山口に下向し御伽衆に列す。のち義長に侍す。ついで京師に還る。名を定怡と改むと云う。子定詮。

定詮、初名は定雅、法橋となる。父と同じく山口に下り、義隆及び義長に仕へ、御伽衆に列す。義長滅亡の後、毛利氏に仕ふ。子孫今に連綿せり。(7)

と、定怡とその子定詮が大内氏御伽衆であったとしている。

次男高定は、「泉州堺医家竹田薬師院由緒書」(8)には尭慶の子としており、円俊高定に至って始めて堺に居を移し竹田薬師院と称したとある。『実隆公記』文明七年十月十九日条に、尭慶が医道血脈を相承したことが記されている。この時に尭慶の養子となったと思われる。

注

（1）秀慶を『竹田家譜』は昭慶嫡子定祐とする。文明十九年に父昭慶が義政の法諱を避けて定盛と改名した時に、秀慶も定祐と改めたと思われる。

（2）見透については『竹田家譜』が「相知不申候」とする。

（3）宗慶を『竹田家譜』は「定怡と実名相改申候」とする。やはり父にならって改名したと思われる。

（4）『竹田家譜』には「定祐長子定珪自父肖像を描き南禅僧ニ題辞為作申候」とある。研医会図書館に「竹田月海光照法印肖像」および「竹田月海光照法印真讃并序」が残されている。

（5）同じく月舟壽桂『幻雲文集』にある。

（6）周耆が明応三年（一四九四）の誕生とすると、その時父定盛は七十四歳となり、長子定怡と周耆が同母とは考えられず、何人かの妻を持っていたと思われる。『御ゆとの〻上の日記』明応五年十一月八日条に「たけた御るす事に。むめちよにおり二かう。御たる二つかはさる〻」、また同八年十月十七日条に「たけ田ほういんむめ千代つれて三色。

二かもちてまいる。うたわせられておさか月三こんまいる。はんしゆもしこう。」とあり、梅千代が妻である可能性があるが、はっきりしない。

（7）近藤清石『大内氏實録』（一八八五年十月）二七二頁。

（8）「泉州堺医家竹田薬師院由緒書」（『堺市史』第四巻史料編第一、一九三〇年六月）。

第二章　後土御門内裏と定盛

第一節　幕府御用医師から内裏御用医師へ

竹田定盛は明室の孫として京都三条に生まれた。『寛政重修諸家譜』によれば初めは昭慶と称していたが、文明十九年に義政の法諱（慈照院喜山道慶）を避けて定盛と改めたとされる。(1)『竹田家譜』には定盛について次のように記されている。

昭慶　善祐嫡子　幼名不相知　宮内卿　竹田法印
母　不相知
応永廿二年京三条にて出生仕候。宝徳二年父跡式相続仕。文明十九年定盛と実名相改申候。応仁二年足利義政公御不例之所御薬差上御平癒ニより被叙法印候。康正二年延寿類要二巻著述仕候。永正四年二月廿日病死仕候。壽九十三歳。
法名　大徳院快翁宗俊
右照慶代、一日、雷鳴甚しく庭中ニ落、黒雲覆ひ候半一時許にて晴候所、忽庭中陥かなる所出来、清水湧出し、数日をふるに従ひ水勢ますく盛に相成ニ付、終ニ井水に相用申候。水甚宜処、世人雷穿之井と称し候。

此由将軍義政公御聞ニ達し、後世に至迄屋敷他へ移申間敷旨蒙仰候よし申伝候。右之井今以相存し、水味宜敷平日相用申候。　（句読点は大鳥による）

定盛生没年について『竹田家譜』は応永二十二年（一四一五）に生まれ、永正四年（一五〇七）二月二十日九十三歳で没したとする。しかし『寛政重修諸家譜』には「明応八年六月二十日死す」としており、両者は一致していない。

現在は『寛政重修諸家譜』『竹田家譜』の卒年を共に誤りとし、『実隆公記』永正五年六月二十日条の「定盛法印八十八才、逝去云々」[2]とする記事に基づいて、定盛は応永二十八年（一四二一）に生まれ永正五年（一五〇八）六月二十日に八十八歳で没したとするのが正しいとされている。三條西実隆は定盛と親しい関係にあり、この卒年は充分に信頼できるものであるが、他にもこの生没年を裏付ける史料がある。

『実隆公記』永正四年（一五〇七）八月二十九日の紙背には、次の書状が残されている。

只今御薬可進上候処取ニ被下候、即進上申候、昨日も御発候事、さ様御座事候ハねつきもつよく御入候事尤候、十二一も不落事候ハす候、必ゝ可然候、御脈事昨日可上候処、於典厩脚を歩損候て輿にて罷帰候、八幡路より痛候間きと出頭無力候、明日邊御様躰ニより候て乗物ニて成とも可参申候、此旨御披露恐入候、

乃剋　　定（花押）

権大夫殿

これは三條西公條が同年八月から九月にかけて病んだことに関わるもので、権大夫（三條西家の家司と思われる）に宛てた定盛自身の書状である。定盛は「昨日、診脈に参上する予定だったが足を痛めてしまった。明日も病人の容態が思わしくなければ乗り物で参上する」とする内容を伝えている。定盛が永正四年に往診ができるほど壮健であったことは明らかである。また『実隆公記』の永正四年（一五〇七）六月紙背にも、

哥いの音ハ定盛かもと候か、いつもかようニ遊候老狂もうら山しく候[3]

と、伏見宮邦高親王が定盛の謡の声を聞いたと書いている。『実隆公記』紙背に残されているこれらの史料からも、永正四年に定盛が壮健であったことは裏付けられる。

また『鹿苑日録』[4]には、

明応九年正月二十七日　法印歌且舞。八十歳屈強可観矣。

同三月二日　赴竹田法印之招。……法印歌且舞。撃鼓吹尺八。八十老翁強健絶人。可喜矣。

と、明応九（一五〇〇）年に定盛が八十歳としている。同じく『鹿苑日録』に、

天文八年六月十九日　午後赴瑞竹之請。来日快翁年忌。

同十二年六月二十日　赴瑞竹江快翁年忌齋。

と、瑞竹（定盛の子）が六月二十日に快翁（定盛）の年忌法要を行なっている。以上のことから定盛は「応永二十八年（一四二一）に生まれ、永正五年（一五〇八）六月二十日に八十八歳で卒した」として問題ないと考える。

『康富記』嘉吉三年（一四四三）六月二十四日に次の記事がある。

参伏見殿、講釈述而篇、依風吹雨降、於御座敷内被敷進筵者也、予候障子内差筵、雲客有俊朝臣、重賢朝臣已下済々被候御座席、宮御方如例被重御畳了、医師竹田宮内卿、新発候御縁障子外、了、[5]

この医師竹田宮内卿が誰であるかについての記載は見られない。しかし『竹田家譜』では父善祐を大蔵卿とし定盛を宮内卿としているので、これが定盛である可能性が高い。恐らくこれが定盛についての初めての記事と思われる。この日伏見殿では中原康富（?～一四五七）の『論語』「述而篇」の講釈が行なわれたが、当時二十二歳の定盛もその席に参加した。悪天候で座敷には筵が敷かれ殿上人や康富は障子内にいたが、定盛は障子の外の縁で康富の講釈を聴いたのである。

『竹田家譜』によれば定盛は、宝徳二年（一四五〇）三十歳に父善祐が病死したため、竹田家を相続した。この頃までの定盛についての記事は少なく、前記の『康富記』等に僅かに残るだけである。しかし康正二年（一四五六）に三十六歳（この時は法橋）で養生書『延寿類要』を著わしているので、比較的若い時期から有能な医師として活躍していたと考えられる。

医師としての定盛の記事は、応仁の乱以後になると多くの日記に残されるようになる。それらの史料から幕府御用医師として、足利義政（一四三六～一四九〇）と義尚（一四六五～一四八九）の二代に仕えた彼の行跡を次にあげる。

『蔭涼軒日録』寛正四年（一四六三）には、

十一月十五日条[6]

就㆓春阿違例㆒。召㆓諸医㆒可㆑評㆑薬之由。被㆓仰出㆒也。

同十六日条

春阿違和未㆑快。仍自㆓公方㆒被㆑召㆓洛中諸医㆒。使㆓病評㆒之。法眼　松井少補（マヽ）。竹田宮内卿。清宮内卿。福富。松井宮内卿。各書㆓脈体㆒献㆑之。[7]

と同朋衆の春阿弥が重病に陥った時、義政が洛中の名医六名を招集して治療方針を提出させたことが記されている。最終的には松井少輔が主治医に採用されたが、定盛も洛中の医師六人の一人に選ばれた。

応仁二年（一四六八）には、義政の病平癒に功があったとして法印に叙され、[8]文明十年（一四七八）には義政から月毛の馬を贈られた。[9]また義政御台富子の兄の日野勝光（一四二九～一四七六）の主治医でもあった。勝光は文明八年（一四七六）四月末より悪性の腫物（癰）があり、五月には出仕が困難な状態にまで悪化し定盛と清法眼が治療にあたった。富子の兄で左大臣の勝光の治療をするということは、この時期の定盛が幕府の医師として最も重用される立場にいたことを示している。勝光は同年八月十五日に死亡し、その死をめぐって定盛が毒殺したという噂も流れた[10]。

足利義尚は文明十七年（一四八五）三月、病気の島津武久（後に忠昌、一四六三～一五〇八）からの要請に応じて、定盛を鹿児島へ派遣した。島津氏の正史とされる『島津国史』[11]には次のように記されている。

公有レ疾。求二医《ヲ》於京師一。幕府使二竹田法印昭慶為《ヲノ》レ之。十九日。昭慶至《ル》。公服《ス》二昭慶方薬一。有レ効。

武久は十二歳で島津家の家督を継いだが、その頃の島津氏は内乱が絶えなかった。文明十七年も争いの最中にあり、定盛は島津軍と同行しながら武久の治療に務め、約十ケ月後の翌年二月に帰京した。（定盛の薩摩下向については第四章第一節で詳しく述べる。）

義尚は文明十九年（一四八七）四月に重症の黄疸を病み定盛はその治療にもあたった。『蔭凉軒日録』四月六日条には、

相公御不例御難儀也。日中一度以レ水糒一用レ之。乃叶却。脹満黄疸云者也。

と義尚が重病であることが記されている[12]。日記には続いて洛中洛外の諸寺院が平癒のための祈禱を行なったこと、翌七日には丹波重長、頼秀、上池院、竹田法印、清侍従らが集まり、医評定が行なわれたと記されている。治療の効があって義尚は平癒し、翌五月四日には竹田法印、竹田法眼、上池院、祐乗坊らが褒美（御服一領）を賜った。義尚の治療は複数の医師（医師団）が担当して行なわれ、竹田家からは法印（定盛）と法眼の二名が加わっている[13]。

長享元年（一四八七）九月、義尚は六角高頼を討伐するため近江に出陣した。『常徳院江州動座当時在陣衆著到』[14]には、その陣に同行した医師三人（上池院、竹田法眼、祐乗坊）の名前がみられる。この義尚の出陣に際しては、

或人語云、相公御出陣時。□法眼献二必勝円一、蓋先例如レ此、竟被レ召二具御陣一、其後其爺竹田法印令三参陣献二如意丸一、是亦先例也[15]、

と、竹田法眼が先例に習って必勝円を献じたこと、その後に爺（定盛）も参陣し如意丸を献じたが、これも先例に習ってのことであると記されている。必勝円や如意丸は治療の為ではなく、その名前から勝利を祈念して献じた薬物と思われる。竹田家が先例に習い儀式を執り行ったことは、幕府医師の中でも竹田家の存在が大きなものであったことを示している。

長享二年（一四八八）義尚が近江鈎の陣で痢病を患った時は、丹波重長と共に定盛が近江鈎の陣に呼ばれた[16]。義尚はその十ケ月後の長享三年三月に鈎の陣で病死するが、この時は丹波重長、兼安、清侍従、祐乗坊らが侍医として相談し薬を進上している。定盛は病で参加しなかったという[17]。

以上の多くの記事からみて義政、義尚親子の、医師定盛に対する信頼が厚かったことは明白である。では幕府御用医師であった定盛が、何時頃から内裏にも召されるようになったのだろうか。後花園天皇（一四一九～一四七一）は官医もしくは他の民間医を召されていたようで[18]、文明二年の崩御の際に呼ばれたのも清宮内卿と和気明茂であった[19]。後土御門天皇朝になっても、文明三年（一四七一）七月に天皇が疱瘡を患った時は「毎日医師為房卿参仕」と医師為房が呼ばれ[20]、また同六年の御不予には和気明茂と丹波重長を召されている[21]。

定盛が医師として内裏に召された最初の記事は、『親長卿記』文明七年（一四七五）二月三日条の、

二宮自今朝有御不例事、已及御難儀之由、医師重長朝臣、竹田法印昭慶等申之、上下仰天、人々群参、青蓮院尊応僧正天台座主准后、被参御加持、

である。これは尊敦親王（後土御門帝の第二皇子、一四七二～一五〇四）の御不例で、この時は丹波重長と竹田法印の二人が治療の為に呼ばれた。幼い親王の突然の病気に、周囲の人々が驚き慌てた様子が日記から読み取れる[22]。この大事に官医の重長が呼ばれるのは当然であるが、同時に定盛も召されたことは、文明七年には内裏にも信頼される医師であったことを示している。その後も幼い尊敦親王はよく病気をし、そのたびに定盛が呼ばれたらしく、

『御ゆとの、上の日記』文明十年二月十五日条には「たけたに二宮の御かたの御やく代五百疋つかはさる丶」と薬代五百疋が支払われたとある。

『御ゆとの、上の日記』文明九年二月一日条に「たけたしろ御まなまいらする」と定盛が「しろ御まな」を進上した記事があり、その後も度々内裏へ美物を進上している。[24] この日記は文明九年正月より始まっているのでそれ以前については不明ではあるが、文明七年の尊敦親王の病気以来、定盛と内裏のつながりが続いていたと考えられる。しかしそれはあくまでも親王の主治医としてであって、後土御門天皇御不予に召されるのはやはり官医の半井明茂や丹波重長であって、[25] そのことは文明十一年末まで変わらなかった。定盛が後土御門天皇に重用されるようになるのは文明十二年以降のことになる。

応仁の乱の影響をうけて応仁元年（一四六七）より、後土御門内裏は花の御所室町第に移った。ところがその室町第も文明八年（一四七六）十一月に焼け出され、天皇と義政父子は小河第へ難を避け、翌日内裏は北小路第に移った。北小路第は日野富子の母の邸宅であり、文明十一年（一四七九）に土御門内裏に還御するまでの約十三年の間、内裏は幕府と密接な関係にあったのである。こういった事情から考えると、幕府御用医師であった定盛が内裏に召されるようになるのは自然の成り行きであったともいえる。しかし定盛が当時最も実力ある医師と評されていたとしても、伝統的に官医が近侍している内裏において特別の寵愛を得るようになるには、やはり何らかの理由がそこになければならない。

そのきっかけとなったのは次の出来事であると考えられる。文明十二年一月十九日、ようやく仮住まいから土御門内裏に還御したばかりの後土御門天皇が「御かさけ」（風気）となり、病状はなかなか回復しなかった。この間の様子を『御ゆとの、上の日記』は、

文明十二年一月十九日　こよひより御かさけにて。なからゐに御くすりまいらすへきよしおほせらる丶。御み

やくにもまいる。
同二十日　しけなか御みやくにまいる。
同二十一日　けふもおなし御（と）をりにて。御くすしともまいる。たけたほういんもまいる。
（（と）は『御ゆとの、上の日記』校注者による）

と記している。まず半井明茂や丹波重長が召され二十一日からは定盛も加わって治療が続けられた。しかし病状は一進一退でなかなか好転しなかった。ところが二月に入り、

二月四日　禁裏自去月十八日御不予、此間御増気、従御風気心気云々、昭慶法印進御薬、成長朝臣辞退云々、
（『晴富宿禰記』[26]）

二月六日　主上去月十八日より御悩也、半井二位幷重長醫断、不及了簡之由申間、竹田参申云々、御本複之所、令再発給条御難義之由重長申云々、
（『大乗院寺社雑事記』[27]）

と、丹波重長（成長朝臣）と半井明茂（半井二位）が後土御門天皇の治療を辞退するという事態になる。[28]官医二人が退いてしまった為、その後は定盛がほとんど一人で治療を担当し、三月中頃になってようやく本復を迎えることができた。『御ゆとの、上の日記』三月十七日条には、

せうけゐまいらせらする。[29]御さか月やかてまいる。せうけゐには御ほんに。うすこうはゐのしゆすたふ。御やくたゐいつれ御所まいりてたふへき御さたなり。御ゆよりさきに御みやくにまいる。そのま、しこうせらるる。なから井にはしろ御たちたふ。みな〳〵しうちやく申。

と、この日お湯をつかわれたこと、定盛（昭慶）が薄紅梅の繻子を賜ったこと、薬代は後に給わることが書かれている。日記にはこのあとに続いて、

せうけいもしこうさせられて。うたゐなとありて御ひし〳〵と御めてたし。

とお祝いの宴が催され、定盛もその席に召されて謡を披露している。

この一件は後土御門天皇によほど強い印象を与えたらしく、この後、御不予の際にはまず定盛を召されるようになった。文明十三年三月の「ウシロニイサヽカ物御イテキアル」[30]時、文明十四年二月と同十五年十一月の「御かさけ」、同十六年十月の「御おこり」[31]、文明十八年の「御もう〳〵」、長享二年六月の「御もう〳〵」など、すべて最初から定盛を召され、定盛自身が病で祗候出来ない時や不在の場合に重長を召す[32]、といった具合に強い信頼を置かれるようになった。定盛もそれに応えて、治療以外にもたびたび美物を進上するなどの心配りを見せた。また自身の都合がつかない場合のために竹田周防[33]、舜蔵主[34]や極楽院[35]ら竹田一族の医師を内裏に同行して代診に備えた。

後土御門天皇と定盛の関係を示す例がある。延徳二年冬に十代将軍足利義材の父義視が病んだ。義視は将軍になったばかりの義材を後見するという重要な立場にあった。十月より定盛が針治療を続けていたが[36]効果がなかった為、同年十一月二十五日に義視の主治医を解任されるという事件が起った[37]。同時期に後土御門天皇も「御むしけ」で定盛の治療を受けていたが、解任事件が起ったため幕府を憚って定盛を召すことが難しくなってしまった。『御ゆとのゝ上の日記』には、

御むしけにてしゆんさうすめす。御くすりやかてまいる。（十二月二日条）

しゆんさうすまいる。昨日より御みやくいさゝかくつろくよし申。御りのとうする御くわんやくまいらする。（十二月三日条）

と、その後の治療には祖舜（定盛の子）を召されたことが記されている。天皇は葉室光忠を通じて幕府の承諾を得て、十二月七日になってようやく定盛を召すことができた。前日に下された報償は治療に当たった祖舜ではなく定盛に下されているので[38]、おそらく祖舜は定盛の指示に従って加療していたと思われる。

こうして後土御門天皇と定盛の信頼関係を基礎とした竹田家と内裏の関係が出来上がった。この関係は寛文五年

に竹田定勝が徳川家御用医師として江戸に住むようになるまで長く続くことになる。その間竹田家は天皇家、足利家、豊臣家、徳川家とその時代の権力者と常に結びついているが、その基礎は定盛によってこの時期に築かれたといっても過言ではない。

第二節　後土御門天皇文化圏と定盛

室町文化を代表するものが北山文化と東山文化であることから、武家文化にばかり目が向けられがちであるが、足利義政（一四三六～一四九〇）が国政をおろそかにして文化的満足を追い求めていた時期、内裏を中心とした文化にも無視することができないものがあった。応仁の乱後の内裏には後土御門天皇文化圏ともいうべきものが存在していたのである。乱後の一時期に室町第に内裏があったことも影響したのか、義政と後土御門天皇は年齢も近く文芸嗜好も似ていた。いいかえればこの時代は足利将軍家を中心とした新興の武家文化と、内裏を中心とした伝統ある公家文化が共存し、影響しあって、重なりあう部分も多かったのである。

後土御門天皇（一四四二～一五〇〇）は北朝の正統である伏見宮の流れをくみ、『看聞日記』の著者である後崇光院貞成親王の孫にあたる。伏見宮家では貞成親王の父栄仁親王の頃から歌会や連歌会が度々行なわれていた。貞成親王の時代になると毎月二十五日を例会とする月次連歌会が始まっている。貞成親王はその記録である連歌懐紙を裏返し『看聞日記』の用紙として用いたが、その理由は「連歌懐紙を散在させない為」[39]であるというほどの連歌好きであった。この月次連歌会は「名ある連歌師を招いたり、格別の晴の会を催したりという、一流の会としての権威づけは、伏見宮連歌会の場合、まったくなかった」[40]もので、「外様」を入れることなく[41]近臣らごく近しい者だけを会衆として長く続けられてきたのである。貞成親王がたどった波乱の人生[42]を考えると、位藤邦生氏の、伏見宮連歌会は、連歌制作の楽しみだけでなく、当時の彼らの不満、期待、野心、欲望などを、会衆全体の共感とともに表出できる、彼らにとっては非常に大切な場であった[43]という指摘は的を射ていると思われる。

貞成親王の文芸嗜好は、孫の後土御門天皇にも強くひきつがれた。応仁の乱が終結した後の後土御門内裏では、和歌会、連歌会、聯句連歌会（和漢聯句、漢和聯句）など様々な文学的催しがおこなわれ、それは後土御門天皇文化圏と表現できるようなものであった。一定の会衆で毎月定例におこなわれる月次の会になったものもある。たとえば連歌を例にとると、毎月二十五日を定例日として月次連歌会が張行されている。この月次連歌会は廣木一人氏によれば、

その張行の始めは文明十年六月廿五日と考えられる。（中略）これ以後、後土御門天皇家の月次連歌会は、天皇崩御の二日前、明応九年九月二十五日まで、二二年にわたって続けられることになる。このような会は和歌会、和漢聯句会などにおいても見られない。後土御門天皇の連歌への執着は並々ならないものがあったのである。[44]

と、かなりの長期にわたって続けられ、会衆は後土御門天皇、勝仁親王、邦高親王をはじめとして、比較的高位の者もいるが、ようやく殿上人になった者、僧（公家出身）などが加わっていて、この会がうち解けたものであったこと、政治的な背景などがあまり感じられず、純粋に連歌を楽しもうとする要素の強い[45]ものであった。月次連歌会の場合その座衆は、会員制とでもいうべくほぼ一定しているのが原則である。長期間には会衆の入れ替わりがあったが、この月次連歌会も会衆はほぼ一定し、毎回十数名の廷臣が集まって長く続けられたのである。

聯句連歌会も月次で行なわれていた。朝倉尚氏[46]によれば、内々衆によるものと外様衆によるものがあり、内々の月次聯句御会を前身とするものは、長享以降に内々和漢聯句御会に変わっている。外様和漢連句御会は文明十二年

七月二日から月次会となり、のち七日に式日が変更された。外様和漢連句御会には頭役（中沙汰）の制度があり、頭役は献料を進上し発句の詠進が許された。献料は三百疋であったが、連衆にとってはかなりの負担となる場合もあったという。

連歌は室町時代の代表的な文芸であるが、もともとは公家の中で育ったものである。また和歌や漢詩も公家にとっては古くから慣れ親しんだ伝統的文芸である。この頃の内裏を中心とした公家社会では、こういった会が頻繁に張行されていた。とくに連歌の場合は座の文芸といわれるように、参集した人々の間には共通した意識（一体感）が生まれ、それは内裏を中心とした自分達の存在を再確認することにつながる。応仁の乱後は、内裏も公家も経済的には貧しく苦しかったとされるが、それでも月次会が長く続いた理由のひとつには、伏見宮家から引き継がれた伝統を守る意識があったのではないかと思う。

後土御門天皇内裏ではこのような文学的会合だけでなく、芸能面でも様々な催しが行なわれた。応仁の乱が終結した文明年間の中頃になると、猿楽が度々演能されるようになった。ただしそれは職業集団によるものではなく、素人によるとされる手猿楽であった。

応仁の乱以前の内裏での猿楽興行はあまり多く行なわれていない。応永三十四年（一四二七）正月に摂津榎並座が内裏で猿楽をおこなったが三宝院満済は、

今夕於㆓禁中清涼殿東御庭㆒エナミ猿楽等ヲ被㆑召、猿楽ヲサセラレ、舞台楽屋以下頗御白身御奉行御礼也云々、以外事共也、自㆑昔於㆓禁中㆒猿楽其例更以不㆑可㆑在、無㆓勿体㆒云々、珍事々々、諸人嚬㆑眉閇㆑口計也、(47)

と非難した。そして『建内記』正長元年（一四二八）六月十日条に、

禁中猿楽参入歌舞、一向被停止了、此事於　内侍所勾当内□《侍》取孔子、(48)一二歟、而停止之分叶神慮、仍□（被カ）止了云々、凡不可及孔子、早可被停止事歟、神慮弥炳焉、弥重〻〻、

とあるように、職業的猿楽集団が内裏に参入して歌舞をすることが停止されたのである。

では素人猿楽を意味する手猿楽の場合はどうであったか。能勢朝次氏は手猿楽について、

> 手猿楽という語には、専門の猿楽者で且つ座の組織を持つ猿楽者に対して、いはば素人あがりの猿楽者、正式な座の組織などを持たない猿楽者の一群をさしていふ用例もあり、むしろ実際上記録などにあらわれる手猿楽には、この方面のものが多いのである。(49)

とし、それら手猿楽には「古い伝統を有する猿楽の座の者でない素人者（従つて彼等は猿楽以外の専業を持つ者である）が集まつて一つの猿楽団を組織し、諸所の依頼に応じて猿楽を演じ」る専門者的な手猿楽と、純粋の素人手猿楽に分けられるとして、前者を声聞師系と非声聞師系に分けている。

この専門者的な手猿楽である声聞師系手猿楽は、以前から伏見御所に出入りし内裏にも召されていた。(50)武家にも参上していたが、観世や金春ら伝統ある猿楽の座が室町幕府の庇護をうけたのに比べて、様々な迫害を受けている。『看聞日記』永享九年（一四三七）正月には室町殿へ松拍に参上した小犬が打擲をうけて追い出された(51)とあり、宝徳二年にはやはり小犬が六道珍皇寺での勧進猿楽から追い払われている。(52)文正元年（一四六六）には江州での勧進猿楽の際に面をつけたとして武家に捕えられる(53)など、幕府の弾圧がはげしくなって勤めることが難しくなってしまうのである。

非声聞師系手猿楽については、『大乗院寺社雑事記』長禄二年（一四五八）三月二十二日条に、

> 近日於大内テ七条ノ手猿楽被召之、及芸能云々、(54)

とあり、七条の手猿楽が内裏に召されているがその他には見られない。その後ようやく内裏に手猿楽の参勤が恒例となるのは、文明年間の中頃を過ぎてからである。そしてそのきっかけを提供したのが定盛であった。この間の次第については五島邦治氏が詳しく書いておられるが、(55)そこに定盛についての私見を加えて以下述べる。

文明十三年（一四八一）三月十三日、応仁の乱後はじめての内裏猿楽が行なわれた。この日の催しについて山科言国は次のように記した。

一、禁裏ヨリ御文被下キト可祗候由在之、則参内、夜オンヒツノキニテ、テサル楽俄サセラルヘキ間、□人コサウスヘキ条楽屋邊ノ役所ノタメ、青侍共可召進之由被仰也、雖無人数、畏入之由申畢、ヤカテ退出シ、長門守此由申付了、

一、今夜猿楽タメ、予所持大口可借進上由御文ニテ被仰也、他所ニ置由申處ニ、御盆一マイ被出、トリカヘ被参之由仰間、無力借進上畢、

一、楽共少ゝ吹畢、統秋月次短尺持来了、

一、方ゝヨリ月次短尺被送給畢、

一、晩影ニ彼猿楽祗候也、召具参衆長門守・兵衛尉・少輔・左衛門尉・掃部助・式部丞・彦二郎・竹若・其外青侍・チウケン共也、則楽屋邊ニ申付置畢、

一、夜ニ入五時分ニハシマル也、先ハヤシ物ヲシ、其後□サル楽在之、竹田法印トリモチニテスル也、竹田子モ仕也、御方御所庭ニノタイヘヒロケラル丶也、一献在之、伏見殿・御室・勧修寺宮御参アリ、男祗候方ゝ、源大納言・侍従中納言・民部卿・予・資氏朝臣・元長・源富仲、猿楽衆各召出、男衆ソヤクニテ時ゝ御酒タフ也、夜明テハテ畢、ノウ入破何ニカ十番計仕了、(56)

言国の日記から次のことがわかる。この猿楽が「おんひつの儀」（内々で）に行なわれたこと。楽屋辺りの役所のために青侍仲間を召し連れるよう言国に仰せられたこと。猿楽は夜八時に始まり夜明けに終了したこと。最初に「囃子もの」があり、そのあと猿楽が十番ばかり行なわれたこと。竹田定盛の「とりもち」により行なわれたもので、定盛の子も参加したこと。伏見殿・御室・勧修寺宮など多くが参られたこと。酒肴が振る舞われたことなどで

ある。内々の猿楽であっても、この夜の演能は人々にとっての楽しみであったようである。日記には、猿楽のために言国の所持する大口袴を進上するように命じられたことや、当日におこなわれた月次会の短尺が方々から届いたことも書かれている。

この催しについて『御ゆとのゝ上の日記』同日条には次のように記されている。

ふしみ殿。御むろ。くわんしゆうしの新もんしゆなと。ふと御まいりにて御れん歌あり。夜に入てもりとみふせゐの物うたふよしきこしめして。なりて御らむせらるゝ。おほしめしよらす。せうけゐ宮の御かたへをり。御たるまいる。御ひし〱と御しやうくわんにてこちたく夜前もあくる。

また『実隆公記』同日条にも、

午後自禁裏有召之間自彼亭直参内、有御連歌、去九日御発句、同脇等被続之、百句入夜事了、伏見殿、仁和寺宮、勧修寺新宮等御参、今夜於宮御方昭慶息以下蜜々有手猿楽、拍子物、有其興、及天明、

とあり、この日は内裏で連歌会が張行されていて、勝仁親王の発句と実隆の脇句(57)に始まり、夜に入って百句が終了した。連歌終了後に謡の声が聞こえてきたので、連歌の会席がそのまま見物したのである。定盛は勝仁親王にこの夜の為の食事や酒樽を進上している。

この夜の演能者については、『山科家礼記』同日条に、

今夕禁裏手猿楽候、くすしの竹田子、備中守護被官人、御台御中間、さいもくうり、下〱司なと仕候、御庭つちと御番の事、予ニ被仰出候、沙汰候也(58)、

とあり、集められたのは薬師竹田の子、備中守護被官人、御台御中間、材木売り、下々司など様々な身分の者であった。「竹田子」については『言国卿記』文明十二年二月十八日条に「竹田法印・同彦二郎メサルト□他行、夜ニ入参、ウタイマイ在之」とあることから、能を披露した「竹田子」は彦二郎の可能性が高いが、彦二郎の名は

『寛政重修諸家譜』『竹田家譜』にみられない。

定盛の子供で芸能に長けたと思われるのは高定である。高定は「薬師寺円俊高定和尚壽像(59)」に「円俊者第二子。而光照月海兄也。以入釈門。不継家系」とあり、仏門に入り竹田家は継がなかったが後に堺に移り竹田薬師院として医業を行なった。明応四年頃より後土御門天皇御不予の時に、定盛の代りに伺候するようになり、その際に謡を何度か披露している。『実隆公記』明応七年閏十月二十二日条には、

晴、当番及晩参仕、於御学問所前薬師寺某（南都律僧）（医師定盛法印子也、此間御脇腫物為御療治所参也）伺候、御療治之趣等申之時分也、依召参入、大納言典侍、勾当内侍等候之、賢房同伺候、有一盞事、件法師音曲数奇之由聞召之、可発一声之由俄勅定、微声一両有興、……

と、薬師寺高定が「音曲数奇」で「微声一両有興」と記されている。又『御ゆとの丶上の日記』にも次のように記されている。

やくし丶まいりて御くすりまいらする。二の宮の御かたもならしまして。みまいらせらる丶。くこんたひてうたいまいらする。（明応九年二月十一日条）

やくし寺まいる。御とめありて御さか月まいる。やくし寺うたふ。宮の御かた。御所〳〵なりて。御ひし〳〵と御あそひ有。（明応九年三月八日条）

やくし寺まいる。御さか月まいる時分に六らう御かたの御所へまいる。御庭へめしてうたわさせらる丶。かたひらたふ。やくし寺御れうちのま丶おかれてこれもうたふ。こやうにおもしろし。きやうけんのかす〳〵もあり。（明応九年七月十一日条）

やくし寺まいる。御みやくにまいる。そのま丶しこうにてうたひなとあり。（明応九年八月十六日条）

前記明応九年七月十一日条の「六らう」は「京都五條に住した手猿楽者(60)」の中西六郎であり、高定が手猿楽者と共

に謡ったり狂言も数々あったとすることは興味深い。

彦二郎が高定である可能性はあるのだろうか。高定は定盛の第二子であるので彦二郎と呼ばれても不思議ではない。高定の生年は不明であるが、弟の定祐の没年（享禄元年六十九歳で没）[61]から逆算すると、内裏猿楽が行なわれた文明十三年（一四八一）に定祐は二十一歳で、兄の高定はそれ以上となる。高定の出家時期が不明の為はっきりしないが、もし此の時期にすでに出家していたとすると彦二郎と呼ぶのは不自然となる。定盛には多くの子供がいるので、高定以外にも猿楽を演じることのできる者がいた可能性もある。

この夜の準備を担当した山科言国は『言国卿記』翌十四日条に「縁秋朝臣来云々、夜前猿楽ニ事外クタヒル、間不見参」と書いており、豊原縁秋が来たが会う気分にならない程疲れたようである。この催しは内裏での余興的なものとして内々で行なわれたものであるが、久しぶりの内裏猿楽を多くの人が楽しんで、夜明けまで賑やかに盛り上がった様子が見て取れる。この猿楽は様々な立場の下級官人らで臨時に組まれたもので、まさに素人手猿楽といえるものであった。定盛がこの会を取りまとめ、人を集め酒肴などの費用も負担したのであった。

この翌年の文明十四年二月十七日にも内裏手猿楽が行われたが、この手猿楽は『御ゆとのゝ上の日記』に、

てさるかくさせらるゝ。ないとう七らう。しほせたちあゐにする。十六はん。

とあり、「内藤七郎」と「塩瀬」立合で行われた。『能楽源流考』によると内藤七郎は一色上野の被官人で、兄与四郎ら一族で座を組み宮中にも度々召されている。塩瀬については五島氏が、京都の饅頭屋塩瀬の系統の心印道安禅門の可能性が高いと指摘しておられる[62]。塩瀬家系図[63]の心印道安禅門には「医道、能書、乱舞大夫、謳哥、細工ニ長ス」と注があり、兄弟の林轍禅門にも「医者、笛、尺八、能書、茶湯、数奇」と注が付けられている。塩瀬家の同時期に医者が二名もいたことは注目されることで、京都の医者で文芸に素養があるとなれば定盛とも面識があると考えるのが自然である。文明十四年二月の丁猿楽に定盛が関わったとする記事は見られないが、その可能性がある

ことを否定できない。この日の手猿楽については『大乗院寺社雑事記』にも、

去十七日於禁裏手猿楽在之、京中若者共両座立合云々、(64)

と記され、すでに京中若者手猿楽の「座」であると人々に認識されていたことがわかる。そしてこれ以後、職業的猿楽集団の参勤が禁じられていた内裏に、手猿楽が参勤することが恒例的になる。五島氏はこの事情について、制約のある内裏に猿楽が参入する際に、

素人による猿楽という意味合いの「手猿楽」という形で内裏での演能を果たしたことは、この内裏の保守主義に対してひとつの大きな口実を与えたことは確か、(65)

と分析している。

すでに第一節で述べたが、定盛が内裏に伺候するようになった最初は尊敦親王の主治医としてであった。その後、半井明茂や丹波重長が後土御門天皇の病気治療を放棄したことがきっかけで、天皇の全幅の信頼を得た定盛が内裏御用医師として召されるようになった。ではなぜ文明十三年三月の内裏手猿楽が、本来は医師として召されている定盛の「トリモチ」で行なわれたのだろうか。

定盛は医師として治療の目的で内裏に召された際に謡を披露することがあった。文明十年（一四七八）六月一日の『御ゆとのゝ上の日記』には、

たけたほういん二宮の御みやくにけふもまいる。くこんのませられてうたはせらるゝ。さゝことなり。

と、「御ぬるけ」の尊敦親王の診察のあと盃を賜り謡を披露したが、それは聞くに足るものであったと記されている。またその年の六月九日の月次弁財天法楽御楽には、

せうけいも御かくちやうもんにまいり。めんたうにてうたはせらるゝ、（『御ゆとのゝ上の日記』）

と、御楽聴聞に参上した定盛に馬道で謡を披露させている。『言国卿記』の同日条によれば、

竹田法印チヤウモンニ祇候間メシヲカレ、ウタイ・タイ一仕也、近比面白云々

と、定盛は謡だけでなく太鼓も披露し、なかなか趣があったようである。同じく十二月十日には、後土御門天皇御沙汰の田楽事があり、

たけたほういんに。めんたうにてうたはせらるゝ。御さか月五こん御ひしひしとまいる。めてたし。

（『御ゆとのゝ上の日記』）

と、やはり馬道で謡を披露している。

応仁の乱後の内裏での猿楽開催に先立って、酒宴に伴った謡の記事があらわれていることは、小森崇弘氏がすでに指摘されている(66)。小森氏の論文中の表「公家とその関係者の謡」によると、例えば文明十年からの十年間をみると、盛富(67)が十四回と最も多く召されて謡を奉仕しているが、定盛も十回と二番目に多い。小森氏の表には定盛に関しての漏れがあるので、それを追加すると定盛は十二回となる。左に抜き出したのがその記事である。

①文明十年六月一日　尊敦親王を診察に参上。あと杯を賜り謡う。（『御ゆとのゝ上の日記』）

②文明十年六月九日　月次弁財天法楽御楽に聴聞に参上した定盛に、馬道で謡と太鼓を披露させる。（『御ゆとのゝ上の日記』『言国卿記』）

③文明十年十二月十日　天皇御沙汰の田楽事。定盛が馬道で謡う。（『御ゆとのゝ上の日記』）

④文明十一年三月九日　尊敦親王方で定盛が美声を披露する。（『実隆公記』）

⑤文明十一年三月一九日　花見の御銚子事。定盛も召される。（『実隆公記』）

⑥文明十一年八月九日　定盛に番衆所で謡わせる（『御ゆとのゝ上の日記』）

⑦文明十二年三月十七日　天皇の快気祝。定盛は脈診のあと褒美を賜る。あと謡を披露する。（『御ゆとのゝ上の日記』）

⑧文明十二年十二月十六日　勝仁親王元服の習礼。定盛を召して謡わせる。（『御ゆとの、上の日記』）

⑨文明十三年三月十八日　安禅寺殿[68]参内。竹田親子や盛富を召して謡わせる。（『御ゆとの、上の日記』『言国卿記』）

⑩文明十六年十一月二十八日　内裏に近臣を召し一献事。定盛、盛富を召して謡う。（『御ゆとの、上の日記』）

⑪文明十六年十二月七日　天皇の快気祝。近臣大略参集。定盛、地下衆謡う。（『実隆公記』）

⑫文明十六年十二月十一日　定盛、診察に参上し天皇の前で歌う。歌舞あり。（『御ゆとの、上の日記』）

診察の記事がなく定盛が謡を披露したのは③④⑤⑧だけである。他は医師として診察に参上した時、あるいは病状の回復後に経過観察も兼ねて参上した時などの謡の披露である[69]。つまり盛富の場合は最初から謡わせる目的で召されているのに対して、定盛の場合は診察に参上したあとに謡を披露するなど、医師としての仕事を兼ねた場合が多い。診察後の雑談とでもいうようなやりとりの中で謡ったり、或はその数日後に行われる催しの際に求められての披露である。文明十年六月の月次弁叫天法楽御楽も、聴聞が目的で伺候した定盛を「召し置いて」謡と太鼓を披露させている。

定盛は謡の上手で美声の持ち主[70]であったが、それだけでなく芸能についての知識も豊富であった。寛正五年（一四六四）三月の蔭凉軒御成の時には、義政が前々日の細川邸での観世の猿楽を褒めたあと、定盛について「医師竹田宮内卿能芸弁説。当時是出群」と語り「尤彼寵光也」と季瓊真蘂が記す[71]ことから、定盛の芸能の知識は義政も認める程であった。また横川景三も文明十三年（一四八一）に「若論其諸芸多〻益弁、雖分及十人一〻過当[72]」と、定盛が諸芸について非常によく知っていると評している。内裏に於いても謡・太鼓だけでなく、その豊富な芸能の知識を後土御門天皇が楽しまれたのであろう。

『御ゆとの、上の日記』には定盛が花を立てた記事が残されているが、その最初は文明十六年九月十一日で次のように記されている。

たけたほうゐんめして。御くわひんのはなたてさせらるゝ。しうんゐんしんしやうとて。からのはちの物もちてまいる。宮の御方。あんせん寺殿御まいりにて御らんせらるゝ。女はうたちへ花みまいらせらるへきにてつとゐまいりにてくこんありて。ひし〳〵とのみまいりてめてたし。

室町後期は「花」の最初の様式である「たて花」が成立した時期である。小林善帆氏は、

連歌会の設えに供花としてではあるが「花」が置かれることは、連歌の流行とともに広がった[73]。

と「たて花」の成立には連歌会とのかかわりが大きいことを指摘されている。後土御門天皇内裏では山科言国や山科家雑掌大沢久守が御学問所や小御所、持仏堂の花を立てたことを『言国卿記』『山科家礼記』『御ゆとの丶上の日記』で知ることができる。言国や久守が内裏で花を立てた記事はかなり多く長期に渡っていることから、彼らにとって半ば仕事のようになっていたと思われる[74]。

定盛が内裏で花をたてた記事は他に同年九月十六日、十一月四日、文明十八年八月十九日の四回だけで長期間続いたものではないので、花を立てることがお役目になっていたとは考えられない。言国や久守の都合がつかず、代りに定盛が花を立てた可能性が考えられるが、文明十六年の日記は『言国卿記』『山科家礼記』共に残っておらず、はっきりしない。おそらく最初は脈診後の会話の中などで、定盛が花を立てると知った天皇が所望したと思われ、定盛が船載の花瓶を持参して立てた花を勝仁親王、安禅寺殿や女房達が鑑賞し、杯事が行なわれたのである。

こういった記事は、後土御門天皇と定盛の間に、患者と医師の関係というより、いま少し踏み込んだものを感じさせる。先にも書いたが、診察等で参内した折の定盛の話を天皇は楽しみにしておられ、そのようなやりとりの中で、「たて花」と同じように、定盛の「トリモチ」による猿楽が計画されたのではないだろうか。定盛は仕事柄様々な階級や立場の人々との接触があったはずで、芸能を通しての知人も多かったと思われる。猿楽上手の素人を

集めることなどたやすい事であり、また当時の定盛はそれを可能にするだけの経済力もあった。加えて定盛ら民間医が内裏に出入りし天皇に近侍することを可能にした時代、そういった時代の背景がそこにある。故実を優先する内裏といえども時代の変化には抗しきれなかったし、第一猿楽のような新興の文化は、もともと伝統に縛られるものではなかったのである。

注

（1）本書では特に必要でない限り、混乱を避けるため「定盛」を使用した。
（2）『実隆公記』（続群書類従完成会、一九三一年八月。以下同じ）。
（3）『実隆公記』紙背（永正四年六月同六日至九日、十日至十二日）の「伏見宮邦高親王より実隆への書状」。この書状がいつのものかは不明であるが、前後の紙背文書から考えて永正四年五月から六月頃のものと思われる。
（4）『鹿苑日録』（続群書類従完成会、一九三四年六月。以下同じ）。
（5）増補史料大成『康富記』（臨川書店、一九六五年九月。以下同じ）。
（6）増補続史料大成『蔭凉軒日録』（臨川書店、一九五三年十一月。以下同じ）。
（7）法眼（上池院坂胤祐）、松井少輔、清宮内卿、福富、松井宮内卿らは当時の名医で、多くの日記に登場する。
（8）『寛政重修諸家譜』および『竹田家譜』。
（9）『親元日記』文明十年五月一日条「竹田法印ニ先度公方様より可被下之由被仰出候御馬、月毛、次郎四郎方より可被請取之由」。
（10）壬生雅久は『雅久宿禰記』文明八年六月十日条に「左府腫物自昨日以外増煩、今日已心乱食事等減之、至一昨日者、食事勝于平日時云々、此間内薬事竹田法印、清法眼両人□《令》談合進之、而□《一昨》夕八日竹田法印薬二裹□請之、帰宿所成加減則持来、彼薬服用以後以外大事也、於今度違例、万一有存命者、於子孫可停止医師旨、已対諸人吐荒言之処、已得減欲平癒之間、彼法印惜其名、加毒由説途語道、雖然不知実否」と書いている。勝光が死亡したのは同十五日である

から生存中の十日に噂が流れていたことになる（『大日本史料』八編八冊、八八九頁）。

（11）山本正誼編『島津国史』巻之十二（島津家編輯所、一九〇五年）

（12）義尚の病状がかなり悪かったことは『後法興院記』など他の日記にも見られる。

（13）『蔭凉軒日録』文明十九年五月四日条。このときの竹田法眼が誰かについては検討する必要がある。新村拓氏は昭慶の子の尭慶のことで、『実隆公記』に頻出する元慶と同一人と推察している。私見では「泉州堺医家竹田薬師院由緒書」（『堺市史』第四巻資料編第一、一九三〇年六月）に、

　将軍義尚公長享元九月江州発向之時被御父義政公之御命供奉于時従法橋被転叙法眼拝之法眼同尭慶

とあり、此の時期の竹田法眼は尭慶と考えているが、しかし次の理由から尭慶は元慶とは別人と考えている。『実隆公記』には尭慶の名が一回（文明七年十月十九日と同八年一月四日）みられる。実隆は元慶と親しい関係にあり、『実隆公記』では終始「周防」あるいは「元慶」と記している。実隆がこの二回だけ異なる呼称を用いるとは考え難いからである。

（14）「常徳院江州動座当時在陣衆着到」（『群書類従』雑部五百十一）。

（15）『蔭凉軒日録』長享元年十月七日条。

（16）『実隆公記』長享二年五月二十六日条「室町殿御痢病難儀之間、重長朝臣、竹田法印等今日被召下之云々、驚存者也」。

（17）『蔭凉軒日録』長享二年四月五日条に「祐乗坊来談㆓悦山居士御病中之事㆒。重長。兼安。清侍従。祐乗坊。上池院相談。進㆓上薬㆒。竹田法印称㆑病不㆑参也」。

（18）たとえば『康富記』宝徳元年八月二十九日条に「禁裏様自昨夜御虫腹令発御云々、諸人仰天被参申云々、今夕御減気也、武家医師清阿被召進之」とあり、武家医師の清阿が召されている。

（19）『親長卿記』（臨川書店、一九六五年九月。以下同じ）文明二年十一月二十六日条。

（20）『親長卿記』文明三年七月二十一日条。丹波為房のことと思われる。

（21）『実隆公記』文明六年九月七日、八日条。

(22)『実隆公記』同四日条にも「二宮御方御母儀新典侍朝子朝臣、若宮御一腹、自昨日御不例云々、当今御寵愛之間、被傷叡情、仍群臣競参驚歎之由申入了、已危急之様令渡給處、青蓮院参御加持、昭慶法印、重長朝臣等御薬進入、聊及晩有御減気、於所々有御祈禱、人々仰天之外無也」とあり、人々が驚き慌てたことがわかる。

(23)『御ゆとの、上の日記』（続群書類従完成会、昭和八年三月。以下同じ）。

(24)文明九年の一年間だけでも六月一日「みる」、六月十九日「活たる貝」、九月六日「あか御まな」、十月十六日「ふりこ」、十一月十六日「ゆきの御まな」、十二月三十日「三色」と頻繁に美物を進上している。

(25)文明九年閏一月三日「なからゐ入たう。御くすりまいらする」、同十一月三日「夕かたほとより御むしけ。しけなかめす。御みやくとらせらるゝ」、文明十年五月十日「御むしけにてなから井めして。御くすりまいらする」、同十一月六日「けさより御むしけにて。なから井御みやくにまいりて。御くすりまいらする」、同七日「しけなか御みやくにまいる」。以上『御ゆとの、上の日記』より。「なからい」は半井明茂で文明元年八月従二位に叙されている。「しけなか」は丹波重長でこの頃は施薬院使であったと思われる。

(26)図書寮叢刊『晴富宿禰記』（宮内庁書陵部、一九七一年一月）。

(27)増補続史料大成『大乗院寺社雑事記』（臨川書店、二〇〇一年七月。以下同じ）。

(28)丹波重長の子（明重）が半井明茂の養子になり半井家を継いでいることから、重長と明茂の関係は深い。また『実隆公記』文明十一年五月十八日条には「広橋兼顕が死去したのは重長に落度があったからで、その為に重長は責任をとり隠居しようとしたが、半井二位入道常茂（明茂）のとりなしで思いとどまった」とする記事があることから、二人は再度の失敗を恐れて辞退した可能性が考えられる。但し、辞退したとはいえ官医の立場上、二月七日、同二十三日など時々は祗候している。

(29)「せうけゐ」は昭慶のことである。昭慶は文明十九年度中に定盛と名を改めた。

(30)後述するが、三月十三日に内裏では定盛の手配で手猿楽が興行された。定盛は十五日に御礼に伺候したが、その時に後土御門天皇の背中の腫物を診ている。『言国卿記』文明十三年三月十五日条「夕飯以後丁番帰参、御前ニテ色々御物語申入了、昨日ヨリ御所様ウシロニイサヽカ物御イテキアル也、先剋竹田法印召ミセテル、ト云く、クルシカラ

サル由申云々、昭慶に御酒被下由御物語在之」（史料纂集『言国卿記』続群書類従完成会、一九九一年四月。以下同じ）。

(31) 文明十六年十月の御不予はかなり長引いた。後土御門天皇は七日に「ことのほか御もう〳〵にて。きもをつふしまいらする」状態となり、十一日まで連日定盛を召された。その後も時々「御おこり」が再発し定盛を召され十一月末になってようやく本復する。時には定盛が謡を披露して天皇を慰めている（十一月二十八日、十二月七日、十一日）。

(32) 定盛は文明十七年閏三月に義尚の命で薩摩に下向し、翌年春まで滞在した。その間は重長、五郎左得門、周防が召されている。

(33) 竹田周防元慶。『御ゆとの丶上の日記』文明十六年十一月十六日条に「竹田すはふをつれてまいる」とあり、以後たびたび召されるようになる。『寛政重修諸家譜』『竹田家譜』にはないが、多くの日記に周防の名がみられ、三條西実隆とは親交厚くその主治医でもあった人物である。

(34) 大慶寺舜蔵は定盛の子の祖舜である。『御ゆとの丶上の日記』長享三年六月八日より、後土御門天皇後不例に召されるようになる。延徳二年一月十四日条「よへより御かさりの御心にて。しゆんさうす御みやくにまいりて。御くすりまいる。」とある。

(35) 極楽院月海。定盛の子である。『御ゆとの丶上の日記』延徳三年四月六日条に「たけた物へまいる御や(い)とまこひにまいる。子のこくろ(ら)くゐんはしめてつれてまいる。」とあり、以後召されるようになる。（　）内は校注者によるもの。

(36) 『蔭凉軒日録』延徳二年十月九日条「大御所様頃日有御惟熱太煩脳。今日竹田法印用針。依之御煩脳少止矣云々」。

(37) 『実隆公記』延徳二年十一月二十六日条「後聞、准后御腫物被改醫師、此間貞盛法印也、近江國百姓男称薬師利生奉付薬云々、内薬松井兵部卿進上之云々」。『後法興院記』一二月七日条「自去月廿五日被改医者、元竹田法印、今上池院進内薬、江州百姓進付薬云々、件田大安野下人縁者云々」など。

(38) 『宣秀卿記』延徳二年十二月二十八日条。

(39) 『看聞日記』応永二十三年巻末に「月次連歌懐紙散在不可然之間。態与翻懐紙書之。且後日為一覧也。百韻守次第

続之。更不可有混乱」とある。応永二十四年および応永二十五年の巻末にも同様の書き入れがある（『看聞御記』続群書類従補遺、続群書類従完成会、一九三〇年十月。続群書類従補遺には『看聞御記』と題されているが本書では『看聞日記』とする。以下同じ）。

(40) 位藤邦生「後崇光院と伏見宮連歌会」（『連歌と中世文学』角川書店、一九七七年二月）二四一頁。伏見宮連歌会については位藤邦生氏が詳細に述べられている。

(41) 『看聞日記』永享五（一四三三）年正月二十五日条には、医師の和気茂成が「外様」であるとして伏見宮の連歌会に出席を許されなかったことが記されている。

(42) 貞成親王は栄仁親王の次男であったが、兄治仁王の死亡により伏見宮家を継いだ。この際に兄を毒殺した疑惑をかけられている。また一度は親王宣下を受けたが、すぐに称光天皇の怒りに触れ、出家せざるを得なくなる。北朝の正統でありながら貞成親王は皇位に即くことができず、子の彦仁親王が後花園天皇となるまで、将軍家や天皇家の思惑にふりまわされ続けた。

(43) 位藤邦生「後崇光院と伏見宮連歌会」（前掲注(40)）二四二頁。

(44) 廣木一人「御土御門天皇家の月次連歌会」（『青山語文』三十一巻）一〇四頁。

(45) 同右、一〇九頁。

(46) 朝倉尚「禁裏連句連歌御会と禅僧―文明後半・長享・延徳・明応期を中心として―」（『連歌と中世文芸』角川書店、一九七七年二月）。

(47) 『満済准后日記』応永三十四年正月十二日条。榎並座は七月にも猿楽をおこなっている。

(48) 大日本古記録『建内記』（岩波書店、一九六三年三月）。

(49) 能勢朝次『能楽源流考』（岩波書店、一九三八年十一月）一〇九三頁。以下同じ。

(50) 『看聞日記』永享九年正月二十一日条「内裏松拍小犬。有猿楽」。能勢朝次氏は、小犬は声聞師系猿楽者で「犬若の後をうけついだ者が小犬ではなからうか」としている。『能楽源流考』一〇九八頁。

(51) 『看聞日記』永享九年正月四日条「聞。松拍小犬。室町殿参。機嫌悪時分間追出。あひへき由被仰。門番衆散々打擲云々。不使也」。

(52)『康富記』宝徳二年二月二十三日条「唱門師小犬、於可致勧進猿楽之由治定、欲舞之時分、自管領仰付侍所京極、令追散云々、如自余猿楽、於洛中勧進不可舞之由、観世金春等支申故歟云々」。

(53)『蔭凉軒日録』文正元年四月四日条「小犬大夫於江州以勧進着面之罪科。昨日於祇園林東被擒也」。

(54)増補続史料大成『大乗院寺社雑事記』。能勢朝次氏は「十条の手猿楽」は亀大夫であるとしている。亀大夫の名前は文明十五年頃以降になると多くみられるようになる。

(55)五島邦治「文明年間の内裏手猿楽について」（『芸能史研究』一一三号、一九九一年四月）。

(56)『言国卿記』文明十三年三月十三日条。

(57)『実隆公記』文明十二年三月九日条に次のことが書かれている。

（裏書）有御言捨、宮御方御発

花はかりくれぬ色ある雲井哉

依仰脇予申之

みかきにたかくかすむ松かえ

(58)史料纂集『山科家礼記』（続群書類従完成会、一九七二年三月。以下同じ）。

(59)群書類従巻第三百四十二、月舟壽桂『幻雲文集』。

(60)『能楽源流考』一二二頁。

(61)『実隆公記』大永八年（一五二八）八月九日条。

(62)五島邦治「文明年間の内裏手猿楽について」（前掲注(55)）。

(63)「塩瀬家系図」京都市歴史資料館蔵紙焼き写真。

(64)『大乗院寺社雑事記』文明十四年二月二十三日条。

(65)五島邦治「文明年間の内裏手猿楽について」（前掲注(55)）。

(66)小森崇弘「後土御門天皇期の禁裏における猿楽興行の諸様相」（『芸能史研究』一六九号、二〇〇五年四月）。

(67) 五島邦治「文明年間の内裏手猿楽について」（前掲注(55)）によると、盛富は公家に下家司として仕えるいっぽう、謡の技量をもって宮中にも召し出されるようになった人物である。

(68) 後花園天皇の第一皇女。一四三四～一四九〇。安禅寺に住持し、芳苑恵春と称した。

(69) ①⑫は内裏に医師として参上し診察を済ませた後の披露である。②の場合は前月より尊敦親王の治療をしていて、一日にも脈診に参上している。⑦は長く続いた御不予のあとの快気祝いの席で、宴の始まる前に定盛は脈診をしている。⑨⑩⑪の場合も御不予のあとであることから、その経過観察も兼ねたものであろう。⑧は勝仁親王（後の後柏原天皇）元服祝の席であるが、定盛は勝仁親王の診療も以前よりしているので主治医として召されたと思われる。⑥は番衆所での披露であり、他とは条件が異なる。

(70) 『実隆公記』文明十一年三月九日条に「昭慶美声有其興」とある。

(71) 『蔭涼軒日録』寛正五年三月二十四日条。

(72) 横川景三「竹田昭慶法印寿像讃」（『補庵京華続集』）。

(73) 小林善帆『「花」の成立と展開』（和泉書院、二〇〇七年十二月）四五頁。

(74) 小林善帆氏は言国と久守の「たて花」について、

久守の禁裏連歌会のための「たて花」は（中略）造形的かつ大振りであることに対し、言国の「花」は（中略）簡素なもの、という明らかな違いが見出される。

と二人の個性を指摘され、その日の会の設えにふさわしい方に「たて花」を所望していたようである。同右、九七頁。

第三章　竹田家と三条西実隆

三条西実隆（一四五五〜一五三七）は一条兼良とともに室町時代を代表する文化人である。『国史大辞典』によると実隆は「二十一歳の時に飛鳥井栄雅の門に入って和歌を学び（雅号聴雪）、その翌年から牡丹花肖柏を介して宗祇に親近して『源氏物語』『伊勢物語』の講釈を聴聞し、二十三歳のころから宗祇から「古今伝授」を受け始め、ついに文亀元年（一五〇一）その伝授を了畢し、その正統を嗣いだ」とされる。

実隆の残した『実隆公記』は、二十歳から八十二歳までの日記で、文明六年（一四七四）から天文五年（一五三六）の六十三年間に及ぶものである。実隆が後土御門、後柏原、後奈良の三代の天皇に厚く信任されていただけでなく、室町幕府からも重んじられた存在であったことから、『実隆公記』は当時の公家社会や幕府の実情を知る重要な史料とされている。実隆の周りには多くの文化人が集まり、この日記から知ることのできる当時の文化の情報は極めて多い。高橋秀樹氏が実隆なしに「中世後期の文化は語れないし、その膨大な日記なしに中世後期の歴史を語ることもできない(1)」としているのは、的を射た表現である。

実隆は八十二歳という当時としては長寿を保ったが、常に身体の不調に悩まされていた。『実隆公記』には病気や服薬の記事に加えて、体調が悪く「終日平臥」したとか、内裏へ「不参」などの記述が数多くみられ、その原因は風気・虫所労・瘧・痢病・痔・咳気・雑熱・頭痛・腹痛など多岐にわたっている。持病に胃腸障害があって吐血を何度も繰り返し(2)、眼病（ソコヒ）も患った(3)。出家後の六十二歳にも大病を患っている。実隆の人生は、常に病気との共存であったといえる。その実隆を医療面で支えたのが、竹田定盛・竹田元慶・竹田定祐ら竹田家の医師達であった。一方で竹田家の側にとっても実隆と交流を持つことで、当時の第一流の文化文芸に触れる機会を持ち得たのである。いいかえれば竹田家は医療を提供し実隆は文化の知識を提供したという点で、両者はいわば「補い合う関係」であったといえる。

実隆の人物研究については、原勝郎氏『東山時代に於ける一縉紳の生活』(4)や、芳賀幸四郎氏『三条西実隆』(5)があり、この二冊は『実隆公記』を通して「三条西実隆の人間像とその生活とを、つとめてあるがままに浮彫り」(6)にした名著である。しかし残念なことに実隆がしばしば体調不良を訴えていたことには深く触れず、したがって竹田家についての記述がみられない。今までに実隆と竹田家の関係について述べたものとしては、新村拓氏が竹田家の家譜を論じる中で実隆にも触れているがわずか数行にとどまっている。(7)他には宮川葉子氏の「三条西実隆の出家と病」(8)があり、出家後の実隆の病を定祐(定盛の子)が救ったことを述べている。その他に実隆と竹田家についての特別な論考は見当たらない。

実隆ほど交際範囲の広い人物であれば、何人もの医者に診せることができたと思われる。勿論当時の名医とされる医師にも時には診せているが、実隆が生涯を通じて主治医として信頼したのは竹田家の医師達であった。文芸指向を持つ竹田家にとって、第一流の文化人である実隆の信頼を得たことは大きな意味があった。本章ではまず定盛、元慶、定祐の三人の医師と実隆の関係を医療面から捉え、次にそれを踏まえた上で、竹田家にとって実隆が文芸面でどのような立場にあったかをみる。『実隆公記』を中心に、医療面と文芸面という二つの側面から両者の関係を考えたい。

第一節　医療面から見た竹田家と実隆

1 竹田定盛

定盛の名前が『実隆公記』に初めて見えるのは、文明六年（一四七四）正月七日条の、

　天顔快晴、人日一段之祝詞萬幸々々、昭慶法印来、[9]……

という短い記載で、年賀の挨拶に定盛（昭慶）が実隆を訪れたことが書かれている。同月十三日には定盛が実隆邸に酒樽を持参して二十首興行に加わった。実隆の日記は文明六年正月朔日（二十歳）より始まっているので、この年以前から実隆と定盛には交流があったと思われる。また『実隆公記』同年八月十四日条には、

　後聞今夕昭慶法印於犬馬場與右馬頭政國有喧嘩之事云々、不可説々々々、

と、犬馬場で定盛と細川政国が喧嘩をしたと聞いた実隆の「不可説々々々」との感想を記している。

定盛は寛正四年（一四六三）に洛中の医師六人の一人に選ばれているので、[10]この頃には周囲によく知られた幕府医師であった。また文明七年始めには勝仁親王（後の後柏原天皇）や尊敦親王を診るようになり、やがて後土御門天皇一家の主治医として頻繁に内裏に召されるようになっていった。一方実隆も文明七年に蔵人頭に補せられて後土御門天皇の側近く勤仕し、その信任を得て古典の書写や校合、勝仁親王の論語復読の相手を命じられたりしていた。定盛と実隆は、内裏というお互いの仕事の場での接触から、より親しくなっていったと思われる。

文明十七年（一四八五）三月十日、実隆は、後土御門天皇の御前で『延寿類要』を進読した。[11]『延寿類要』は定盛が康正二年（一四五六）五月、三十六歳の時に撰述した養生の書で、「養生調気篇」「行壮修用篇」「行壮製禁篇」「服食用捨篇」「房中損益篇」の五篇より成る。全体の半分を食物本草の「服食用捨篇」が占めている。

『延寿類要』の末尾には定盛による次のあとがきがある。

夫医之道者。専在於普救人之命者。最因於調護。凡養生之法者。則治未病之病。是聖人之教下也。豈可不随乎。蓋不依方者。争識摂養之理。不約旨者。熟諳異端之義。是故余以管見。探捜本草素問之至要。採摭群氏諸家之善説。而毫聯縷緝分作五篇。名曰延寿類要。庶幾知命之士用為座右箴者有補於将来而已。

時康正丙子夏五念六日　法橋昭慶　謹選(12)

定盛は「医の道は人の命を救うことにあり、最も大切なのは体調を整えることである。養生すれば未病の病を起こさずにすむという聖人の教えに、どうして従わないでおられようか」と未病を治することの大切さを説き、「その目的のために本草や素問の書を探捜し、群氏諸家の中の善説を集めて五篇にまとめ『延寿類要』とした。座右の戒めとして用いることを願う。」と、この書を著した意図を述べている。「未病の病を治す」という考え方は、中国医学三大古典の一つである『黄帝内経素問』にすでに書かれていて、中国医学の基本的な思想であった(13)。室町時代の先端医学は、明に留学した医師の功績に負うところが大きい。定盛の祖父の竹田昌慶もその一人で、応安二年（一三六九）に入明して医術を学び、永和四年（一三七八）に帰国した。『竹田家譜』には「道人写生の彩色本草并医家の書籍及銅人形鄴瓦硯等を携え」て帰国したとあり、竹田家には昌慶が持ち帰った本草書を含む渡来の医書が伝えられていたのである。

著者である定盛ではなく実隆が天皇の御前で『延寿類要』を進読したのであるから、少なくとも実隆は『延寿類要』を読んで、ある程度その内容を理解していなければ進講することはできない。実隆はまだ三十歳の若さであったが、以前より時々体調不良が起こっていた。例えば『実隆公記』によれば、

文明七年　　虫所労・眼を患う・瘧病・中気疲労

文明八年　　雑熱所労・虫所労・心神不快

文明十一年　風気・痢病
文明十三年　風気・頭痛
文明十五年　痢病・虫所労・頭痛・風気・心神不快
文明十六年　脚気・足腫気・頭痛・痢病・心肺脾風気
文明十七年　風気・病気不快

といった具合に、それぞれは数日で治る程度のものであったが不調を訴えている。恐らく定盛に勧められ『延寿類要』を読んだものと思われるが、実隆自身も医学に相当の関心を持っていたのも確かなことで、『実隆公記』にはそれを示す記事が随所にみられる。[14]医学に関心のあった実隆は、自身の日頃の養生の為にも『延寿類要』を読んだと思われ、内裏での進読の前には著者である定盛の教えを受けたと考えられる。

そして長享三年（一四八九）五月二日には、定盛による「和剤方指南」の進講が、内裏小御所落間で行なわれた。『御ゆとの丶上の日記』同日条には、

たけたほういんに。わさゐほうをよませられてきこしめす。宮の御かた。ふしみ殿も御まいり。小御所にてあり。はて丶御てうしいて丶おとこたちにもたふ。[15]

とあり、天皇、勝仁親王、伏見宮邦高親王が定盛の進講を聞き、終了後には酒が振る舞われた。同日の『実隆公記』には、

天晴、午時参内、和剤方指南竹田法印定盛講之、於小御所落間有此事、源大納言、下官、滋野井中納言、民部卿、大貳、以量朝臣等祗候、今日先序表也、計也、事了被下一盞、親王御方、式部卿宮等同参給、

とあるので、他に源大納言、実隆、滋野井教国、民部卿、大貳、以量朝臣らも和剤方談義を聞いたことがわかる。この談義は五月二日より二十九日まで、ほぼ五日おきに全部で六回行なわれた。『御ゆとの丶上の日記』によると、

この間に仁和寺宮、青蓮院宮、梶井宮、妙法院殿ら門跡達も参加している。

この談義に関する二通の女房奉書が『実隆公記』紙背に残されている。

Ⓐ一日おほせられ候つるたけたたんき、あす九の時ふんにまいり候ハんすると申候、かまへて〱御しこう候へく候よし申とて候、またゆめ〱しく候へとも、よそよりまいり候ほとにまいらせられ候、

（長享二年五月五日至七日紙背）

Ⓑ文のやうひろうして候、これ参り候、よろこひおほしめし候、御わかんは十日ころにて候へく候、いしよの御たんきいまたひかさたまり候はす候よしとて候、かしこ、

（長享二年五月九日十日紙背）

最初の書状Ⓐは「定盛が明日の正午に内裏へ談義に参ると言っているので実隆も聴聞するように」と出席を促す手紙で、表文書として使われた五日より前で談義が行なわれたのは五月二日だけであることから、この手紙は五月一日のものと判る。後の書状Ⓑの後半は、定盛の談義の日程がまだ決定していないことを伝えるものである。七日に二回目が行なわれたあと、九日に予定されていた三回目が、当日の九日になって急に延期になった。『実隆公記』長享三年五月九日条に次のように書かれている。

今日和剤指南講尺也、但定盛法印就東山殿御灸参候了、可随躰之由有其沙汰、仍暫祗候、於常御所庇御雑談、被下一盞、講尺延引之由治定之間退出、

九日に実隆は談義があると思って内裏に詰めていたが、義政の灸治に定盛が参上することになり延期となった。義政の治療を優先したことから、幕府と内裏の力関係が見えるようである。Ⓑの書状は、九日に延期が決まって内裏退出後の実隆に届いたことになる。[16]「御わかんは十日ころに」とのⒷの書状を受けた実隆は、同じ九日に「内々の和漢御会可為明日之由候也」とする廻状を廻しており、[17]和漢御会は翌十日に開かれている。此の程度の集まりの場合は早くから日程を決めるのではなく、前日あるいは数日前に急に決めて通知するといったことであったらしい。

直前に決めても何ら支障のない暇な日常生活を送る人々の感覚が感じられて面白い。

定盛が談義したという「和剤方指南」については、『鹿苑日録』[18]明応八年（一四九九）四月晦日、定盛の家を訪れた景徐周麟との会話の中に、次のようなことが書かれている。定盛の話によれば、内裏において後土御門天皇が、

> 薬有三品。病有三階。是即雷公之語也。雷公乃黄帝之臣也。著炮（炙）煮論者也。三品之薬則君臣佐使也。三階之病則未所究也。爾知之否。

と定盛に問われたので、

> 在焉。病之三階者。扁鵲看桓公而曰。病在腠理。後五日仍曰。疾在血脈。又曰。疾在腸胃。是謂之三階也。因以自所著之和剤方指南之注釈幷醫方大成抄見示。三階之載。

と答えたという。つまり天皇の「病に三階ありとはどういうことか」という問いに対して、定盛が「病の三階とは、扁鵲が斉の桓公を診て言ったことで、病は、最初は腠理（人の肌のきめ）に在るが、次に血脈に移り、最後には腸胃に在る。これを三階という。私の著した「和剤方指南之注釈」と「医方大成抄」を示して、これに三階が載せてあるとお答した」と周麟に話したのである。「和剤方指南之注釈」は、宋の国立薬局である和剤局の処方解説書『太平恵民和剤局方』[19]を定盛が注釈したもので、長享三年五月に内裏で進講した「和剤方指南」はこの「和剤方指南之注釈」であると考えられる。また周麟に語った天皇との質疑応答も進講時のことであろう。定盛が著したとする「和剤方指南之注釈」も「医方大成抄」も残念ながら現存していない。

当時の日記には公家や僧侶が薬の贈答をした記事が多くみられ、定盛も牛黄円[20]等の医薬を土産として所々に持参している。一条兼良（一四〇二～一四八一）の著した『尺素往来』には、牛黄円や阿伽陀薬、麝香丸などの救急薬をあげ、「当世の人々は火燧袋に入れて必ず携帯せよ」と書かれてあり、薬は当時の知識人たちにとって常備しておきたい大切な品であった。そのためには医薬の知識を持つ必要があって、「和剤方指南」の談義がおこなわれた

のである。

実隆は定盛に医学的な相談事もしている。明応五年六月に実隆の妻の父である勧修寺教秀(21)が噎気（食べ物がむせる・胸つかえ）を病んだ時に、

賢房来、儀同入道喉之躰今暁静思惟分注一帋送之、再往問答之後相尋貞盛法印處、所詮噎気分明也、仍彼治薬可為如何哉之由相尋之處、含薬一種送其法、（以下略）

と、実隆が定盛に尋ねたところ、定盛からは「噎病」と「咽喉」のことを医学的に詳しく説明した返事が届いた。実隆には興味ある内容だったようで、それを日記に丁寧に書き写している(22)。

咽喉ニ竅事、

脪范脈訣云、人有咽、有喉、咽則嚥物、喉則通気、二竅各不相麗、（麗者偶也、合也、）又云、咽在後為水穀之路、喉在前為呼吸之路云々、

私嚥物即飲食、通気者即呼吸也、咽ハ主陰、喉ハ主陽、是天地陰陽之常也、

御注文ノ通ハ御丸薬一粒、御湯一口ナトノ時ハ御ムセ候カ、中〳〵ムカ〳〵ト御受用ノ時ハ無相違聞召入候ト見え候、是噎ノ病ノ人ツネニ如此候、思案仕候ニ、咽ニ後ニアルト見え候間、實ニ飲食ヲ通達候路ハ御後ノ方ヲ通ルヘキニテ候、御気息ノ方ハ御前ノ方ヨリ通ヘキニテ候、

六月十九日　法印定盛

同月二十一日にも、

午後向勧修寺看儀同禅門病体、只同篇之体也、今日猶良薬事相談貞盛法印可調合之由存之、仍巨細相尋病体、被勧一盞、小時帰路向伯二位許、招貞盛法印相謁巨細良薬事等談之、有一盞、及晩色帰宅、酩酊了、今夕儀同禅門含薬出現、七十粒遣之了、

（『実隆公記』）

と、儀同入道の病状について定盛に相談した。二十三日には定盛からの処方を重種（三条西家の家政職員）に命じて調合させ、届けている。

2 竹田周防元慶

実隆は定盛が義政や義尚の主治医だけでなく天皇の主治医であることを憚ったのか、自分自身の病気は主に竹田元慶に診せていた。元慶は周防と呼ばれ、『実隆公記』には早くからその名前がみられる(23)。定盛と同じく実隆が若い頃から面識があり個人的にも親しかった。『実隆公記』には実隆が体調不良を訴えた時に、周防が診て薬を処方した記事が多く残されている。例えば、文明十七年（実隆三十一歳）には、

一月十七日　雨降、自去夜風気之間召元盛□令見脈、服加味参蘇飲、
同十八日　天顔快晴、病気未快、促脉之位頗難治之由元盛男申之、誠中気之労無術□（者）、仍招元慶令試脉、風気早速可相去之由命□、則良薬葭蘇参苓湯、十服送之、煎服之。抑自室町殿有御使、（中略）、明日就東山殿渡御有松拍子必可祗候之由被仰下、歓楽之間難治之由言上之、御使不能対面其旨謝之、
同十九日　……依所労不伺候……
同二十一日　晴、依風気不能行水……
同二十二日　雨降、元慶又贈良薬参苓橘紅湯、
同二十七日　霽、今日梳髪、小浴、竹田周防来、服著蘋湯有興、
（『実隆公記』）

風邪をひいた実隆は、最初に元盛（三条西家の家司）の薬を飲んだ。しかし翌日も思わしくなく、義政からの呼び出しにも応じられない状態であったので、周防を呼び脈を診させる。周防が処方した数種の良薬を服用したところ二十七日には小浴できるまでに回復した。実隆は二月一日に礼として到来物の鱈一折を周防に贈っている。この年

は八月と十二月にも所労が数日続き、やはり周防が診た(24)。また四月には実隆の娘が病んだが、周防の治療で良くなっている(25)。長享二年には実隆の妻も病んだ。

五月四日　……抑青女今日未下刻俄損事、血道風気歟、驚動無極、以種々療養蕉点、入夜竹田周防令看脈、
加減人参湯五包送之、服用之後吐却、深更得小減矣、

同五日　……不参内青女所労聊得減、……

同六日　……青女良薬加味以解散十包又送之、

同八日　……青女所労今日又以外也……

同十七日　晴、青女有腹痛、良薬延胡索湯、十包竹田周防饋之、

同二十三日　……加減内灸散十包竹田周防饋之、則服青女了、

（『実隆公記』）

妻の急病に驚いた実隆は、周防を呼んで治療を受けさせたのである。

実隆の体調不良は毎年繰り返して起こり、まず元盛や重種（三条西家の家司）の調えた薬を服用したが、少し思わしくないと周防に診せて周防処方の薬を飲んで回復した。その中で主なものを取り上げる。

明応四年（実隆四十一歳）は年の始めから体調が悪かった。

正月十一日　……今日当番、雑熱所労難治之間不参、

同十二日　……雑熱以外躰也、四五日之間猶増哉、……

同十三日　……抑雑熱難治間招竹田周防令見之、退毒散送□、内薬加減假蘇沈香散十包饋之、則煎之服用、
十六日以前平減所祈念也、……

同十五日　……竹田周防来、雑熱之躰見之、如今者明日不可有子細歟云々、良醫良薬之謂可信々々、

同十七日　……自禁裏女房奉書到来、昨日節会参仕神妙、殊久所労之由聞召之處、参勤別忠也、於事早速又

神妙、折二合、御榼一荷被下之、可散窮屈之由也、天憐之至極、不知手足舞踏者也、千万畏入之
由申入了、……

同十八日　天晴、遣一荷折二合昨日自禁裏拝領物、於竹田周防、今度雑熱無煩内弁勤仕、併彼良薬之効験也、仍
謝之、……

（『実隆公記』）

明応四年の正月十六日の踏歌節会は、実隆が内弁を務めることになった。しかし年明けからの「雑熱」がなかなか引かず、困った実隆は周防を頼って治療を受けた。すると前日には症状も落ち着いて、十六日は無事大役を終えることができた。しかも翌日には天皇から女房奉書でねぎらいの言葉と折詰・酒榼を賜ったのである。実隆は嬉しくて嬉しくて「不知手足舞踏者也」という状態で、この天皇からの賜り物を周防に届けて感謝の気持ちを表した。

この年の前半を実隆は『新撰菟玖波集』の準備で忙しく過ごしていたが、それと重なるように体調も悪かった。節会のあと三月には腰痛を起こしている。五月末からは、また不調が続いた。

五月二十五日　……窮屈無治術者也、

同二十七日　病気以外也、使竹田周防見脈、

同二十九日　病気散々躰也、

同三十日　心神不平、終日大略平臥、重種進良薬仮蘇人参湯、五包、則煎之服用、……

六月一日　竹田周防来、令見脈、所労之体難治之間、今日当番不可参之由昨日内々申入了、良薬事自青女
方有示周防之事云々、

同二日　今日周防良薬五包加減茯苓補心湯、送之

同三日　定盛法印来、見脈、牛王円百粒恵之、自愛秘蔵々々、勧一盞、暫雑談、及昏周防良薬益損湯六
包送之、……

同四日　及晩無量院僧正祐済来、自禁裏予病躰以外所聞食也、……
同五日　竹田周防良薬十包加味黄芪益損湯送之、
同七日　竹田周防来、見脈、虚熱之方可加減之由命之間、良薬五包返遣之処、則令加減十包又送之、……
同九日　竹田周防来、診脈、薬又可加減云々、晩及十包送之加減黄芪人参散十包、先度薬残四包返之、……
（『実隆公記』）

この不調は少しずつ快方に向かったが、七月になってもまだ周防が診察し薬を届けている様子から、かなり長引いたものと思われる(26)。

竹田周防元慶の名は『実隆公記』だけでなく『後法興院記』『御ゆとの、上の日記』『北野社家日記』にも数多く登場している。特に近衛政家の信頼を得て、近衛家の主治医として房嗣、政家、政家の妻、尚通らの治療に当たっていたことが『後法興院記』にみられる(27)。また『北野社家日記』では梅龍軒と呼ばれ、松梅院禅予との親しい付合いがみられる。周防は定盛に劣らぬ名医であったが、なぜか竹田家系図に周防元慶の名は無く、竹田家におけるその立場が明らかでない。

『寛政重修諸家譜』によれば、定盛には定怡・高定・祖舜・定祐・之定・定栄・周耆の七人（女子は除く）の子供があり、僧籍に入った祖舜と周耆を除いて名前に定盛の「定」の一字をつけている。竹田家では医師の祖である昌慶（明室）以来、名前に「慶」を伝えてきたが、文明十七年に昭慶が定盛と改めてからは、定盛の子孫は「定」を付ける習慣になった。父の改名に従って宗慶は定怡に、秀慶は定祐にと改めている。周防元慶には改名がみられないので定盛の子供でないと思われるが、元慶という名前から、昌慶につながる竹田家の一員であることは間違いないであろう。

『看聞日記』応永三十年（一四二三）六月十三日条には「医師周防昌耆法眼弟。令療治云々」とあり、これが周防元慶の可能性が考えられる。ただ周防は死亡[28]する前年の明応五年（一四九六）まで医師として患者を診ているが、同一人物とするとその時には九十歳を越えていたと思われ疑問も残る。『竹田家譜』には定盛の叔父直慶の系について、

　直慶倅周防入道と中者御座候所武門に入姓河原と相改申候

とあり、この「周防入道」が元慶（あるいはその系に連なる者）の可能性も考えられる。時代は下るが大内義隆、大内義長の御伽衆に竹田法眼・竹田法橋の名前があり、近藤清石氏[29]はこれが定怡とその子の定雅であるとしている。実隆は日記に「周防」と記し、北野天満宮社家の松梅院禅予は「防州」と記しているなど、竹田家は周防元慶の頃から大内氏と関係を持っていた可能性も考えられる。

　また、文明十六年に勅定により定盛が周防を内裏に伴っていること、定盛の代診を周防が何度かしていること[30]、青蓮院宮を周防が診たあと薬は定祐が出していること[31]、松梅院禅予を定盛と周防が二人で訪ねていること[32]、などから、定盛と周防はかなり近い関係にある。ただし記録に両者の名前がある場合、必ず定盛のほうを先に書いているので、竹田一族内では定盛の方が目上の立場であった。以上から、定盛の兄弟、あるいは従兄弟ではないかと推測している。

　周防は死亡する前年の明応五年四月五日に中風の発作を起こし、

　　及晩向竹田周防許、自去五日夕中風、仍為相訪也、平臥散々式不便々々　（『実隆公記』明応五年四月八日条）

と、実隆が心配して見舞っている[33]。周防は中風発作のあとに医者として働いた記事がないので、その後は病気療養に努めていたものと思われる。明応五年は実隆自身も不調で、八月には「眩暈転倒以外無力之躰也」[34]という状態であった。九月に入ると風気も出て「病気不増不減之躰也」となり、「吐血之気更発」「咳嗽之気両三日難治」「頭痛気以外興盛」「内熱未散」と続き、十月二十三日は「今朝又吐血之気相萠、胸次畳塊頗悩乱」、二十六日には「胸膈閉塞之気以外也、食後反吐了、心神無力之條計会者也」となった。頼りにしていた周防は病気療養中で動けず、こ

の間は主に家司の重種が薬を処方した(35)。

3 竹田定祐

周防元慶が死亡した後しばらくの間、実隆は決まった主治医を持っていない。家司重種が薬を調えたり、ときには定盛が診ることもあった。定盛が死亡した後は竹田家を継いだ定祐が毎年の年賀に実隆邸を訪れるようになり、その際には竹田家の秘方である牛黄円を持参した。やがて定祐が実隆の主治医となった。

『竹田家譜』によると、定祐は、

秀慶　幼名不相知。民部卿竹田法印。昭慶嫡子。定祐。
　母不相知。
宝徳二年京三条にて出生仕候。永正三年家督相続仕候。同五年。
後柏原帝　御脳の節、御薬差上。御平癒に因て被叙法印、且御衣幷紅褐色の袍を被下置候。同十一年義稙公御不例の節、御薬差上御平癒により金頂戴仕候。享禄元年八月八日病死仕候。壽七十九歳。法名　月海光照　　（句読点は大鳥による）

としている(36)。

『実隆公記』は永正十三年から十七年にかけての部分が欠落しているため、その間の実隆の健康について日記からは知ることができない。ところが実隆の私家集『再昌草』に、次の長い詞書をもつ二首がある。

さてもやまひは日をへてをもく、すてに八月にをよひて、薬のしるしもなく、身も心もつかれはてぬれは、かたはらの人もくるしく、はやく往生せん事をのみおもふに、十六日定祐法印きたりて脈をみて、たゝ魚肉をもちひ侍るにしく事あらしと、涅槃経の説相なと色〳〵さま〳〵申すゝめて、はたして此服薬の事すへきにあらすは、薬をもあたへかたきよし、かたく申侍しかは、こなたよりも又申事侍しに、さらは必服薬せしめよと申て、雁なとゝのへてもたせをくり侍しかは、ちからなくもちひ侍き、かつは無慚愧のきはまりなさ、あさましくなんおほえ侍し

何事か心のまゝのすゑとくる　ならひなき世もうき身をそしる

いまはとてけなはけぬへき露の身の　しはしの風をふせくはかなさ(37)

実隆は永正十三年（一五一六）四月十三日、六十二歳に廬山寺で落飾した。(38)この詞書と歌は、出家翌年の十二月のものである。実隆の病は「日を経て重く」なり「既に八ケ月に及んで」いた。『再昌草』永正十四年春には、

病によりて、ことしは花をもえみす侍しかは

花やいとふ花は石木のそれまてを　捨はてんとは捨さりし身を

又

老てみる花はさらても霧のうちの　はれぬ心にくれし春かな

と詠んでいることから春にはすでに病んでいて、それが長引き、心身ともに弱り気力が失せて「はやく往生せん事をのみおもふ」状態になっていたのである。

実隆を診た定祐は「魚肉をもちひ侍るにしく事あらし」と診断した。実隆の病気の原因は動物性蛋白質の不足であるから、魚肉を採らない限り治らないと定祐は言ったのである。出家後の実隆は自分を厳しく律して、魚肉を断って精進していたと思われる。心配する家族の勧めもあって、実隆は心の葛藤を感じながら定祐の言に従って雁肉を口にした。このことは宮川葉子氏の「三条西実隆の出家と病」(39)に詳しいので、宮川氏の言葉を借りる。

実隆が動物性タンパク質不足に陥ったのは出家と大きく関係していると考える。

彼は若年から一箇月に一回程度の割で一日乃至は数日間の断塩を実行しており（『実隆公記』）、出家の三年

余り前の永正九年二月二十九日には、一月二月と二箇月間にわたる断塩成就を自ら祝い

是無病心身安楽、肉食、淫犯等永断其念、臨終正念往生極楽之祈願也

とその効果と目的を説明している。実隆は、断塩は肉食や淫犯への欲求を断ち、心身共に健全でいられる効果があるものと信じていたのである。

出家以前ですらこのように厳しく自己を律した彼が入道以後は、塩のみならず生臭も極力断つことにつとめたであろうことは想像に難くない。

蛋白質が不足すると、むくみ、貧血、慢性疲労や心身のトラブルを引き起こす。定祐は現在のような精密検査法など無い時代に、実隆の話を聞き脈を診ただけで蛋白質不足と判断した。実隆はふたたび信頼する主治医を得ることができたのである。周防と同じような関係が定祐との間に生まれた。この時死んでいたかもしれなかった実隆は、この後二十年近く生きることになる。

しかし、大永八年（一五二八）に定祐は病に倒れた。

六月三十日　遣使者於定祐法印、病気散々躰云々、
七月二日　訪定祐法印病□（気）、小減云々、
八月九日　遣人於定祐法印處、昨夕六時分已行脚云々、言語道断、落力者也、天下彌無医師、可嘆〻〻、
　六十九才云々、如何、
八月二十日　弔故定祐法印、中陰至来月三日云々、
八月二十七日　壽量品白薄様裏之、定祐法印追善贈彼遺跡了、

（『実隆公記』）

定祐を失った実隆は「言語道断、落力者也、天下彌無医師、可嘆〻〻、」と嘆き、追善の為に壽量品を遺族に贈った。死亡年齢は「寛政重修諸家譜」が七十九歳としているので、『実隆公記』とは十歳の差がある。研医会図

書館に月舟壽桂による「竹田月海光照法印真讃并序」が残されているが、そこには、

今茲戊子夏、忽患特疾百剤弗効及秋竟逝享年六十有九

とある。壽桂は高定、定祐兄弟と親しい関係にあったので、[40] 実隆と壽桂が共に記している六十九歳死亡説が正しいと思われる。すなわち『竹田家譜』の「宝徳二年生まれ」は否定され、寛正元年生まれが正しいことになる。卒年が大永八年八月八日（二十日に享禄と改元）であることは『鹿苑日録』天文十三年八月七日条の、

光子里へ自瑞竹藤二郎為使来。明日月海十七年忌也。斎之可請候へ共。取乱事有之。然間為嚫金五百銭贈之。

からも裏付けられる。

定祐は病に倒れた時に死を予感したとみえ、すぐに長男定珪に家督を相続させている。『竹田家譜』には「享禄元年父跡式相続」とあり、『御ゆとのゝ上の日記』大永八年（一五二八）七月十六日条には、

たけたちこ御れいにまいる。御かくもん所にて御たいめんあり。三かう三かしん上申。御あふきたふ。

また、『実隆公記』同日条にも、

竹田法印了児今日禁裏御礼申之云々、来此亭、対面了、牛黄円三貝携之、

と記されているので、この日に内裏と実隆へ家督相続の挨拶に参上したと見える。

定珪は、『竹田家譜』によれば永正十一年（一五一四）に生まれた。後には足利義輝が選んだ良医五人に入り、信長、秀吉にも認められる程の名医として成長する。定珪の生年については疑問が残るが、『竹田家譜』が正しいとすれば、この時点ではまだ十五歳であった。実隆に対しては欠かさず牛黄円や追儺香の贈答を続け、交流もあった。しかし若すぎて実隆の主治医には成り得なかったようである。

第二節　文芸面から見た竹田家と実隆

1 竹田定盛

文明四年（一四七二）五月二十八日、定盛は飛鳥井雅康邸での玉津嶋社法楽仮名題目百首和歌当座会に出席し、次の二首を詠んだ。(41)

とこなつ　　　　昭慶

このねぬるあさけの露やさくまゝの色にをき出るとこ夏の花

つゆふかし　　　昭慶

ふりにけるうき身の袖の露深しかくはかりやは秋の草葉も

百首の作者は後土御門天皇、足利義政ら他三十二名で、当時の定盛はまだ昭慶と名乗っていた法橋であった。この日のことは『親長卿記』同日条にも次のように記されている。

晴、詣飛鳥井陣屋、玉津嶋社法楽当座会也、冷泉大納言為富、新大納言教秀、広橋大納言綱光、予、右衛門督季春、源中納言雅行、滋野井前宰相中将教国、藤宰相永継、等、武家輩也、有披講、講師右兵衛督雅康、亭主、今日為一段法楽事之間指置上首等予相計之、人々同心、講師杉原駿河守長恒、也、(42)

甘露寺親長（一四二五～一五〇〇）が「武家輩」とした中に定盛が含まれていることは、次の記事からわかる。定盛は文明六年一月六日の飛鳥井雅康邸での歌会始に出席したが、『親長卿記』には次のように記されている。

晴、朝間参番、未剋許右兵衛督飛鳥井雅康陣屋会始也、一昨日送題寄巌祝、新大納言綱光、予、右衛門督季春、源中納言雅行、権帥益光、滋野井前宰相中将教国、藤宰相永継、政為朝臣冷泉中将、兼顕蔵人右中弁、長興宿弥等也、此外武邊之輩、大館刑部丞、小笠原民部、竹田法印昭慶、武田中務大輔入道玄龍、杉原伊賀前司賢盛、同安芸守長恒、……
（『親長卿記』）

やはりこの時も「武邊之輩」の一人として記され、親長は定盛を幕府に属する医師として認識していたことが判る。
定盛はこの歌会始の翌日に、年始の挨拶のために実隆邸を訪れた。そして同月十三日には、実隆邸で行われた二十首興行に酒樽を持参して加わった。

天晴、早朝自竹園退出、源中納言、右衛門督等被来、竹田法印一樽携来、阿茶々来、一盞移刻、入夜二十首興行、出題政為朝臣、右金吾父子、楽邦、右蘭等来会、有披講、拾遺被宿
（『実隆公記』）

翌文明七年一月二十日にも定盛が酒樽を持って実隆邸を訪れ、十首興行に加わった。

晴、左京大夫入道来、四辻宰相中将賀来、右大辨宰相、為廣朝臣等来、晩頭昭慶法印携一樽来、當座十首興行、滋野井等来会、入夜盃酌有興、
（『実隆公記』）

次いで二月十七日には周防元慶邸で梅見の宴があり、風呂帰りの実隆が周防の家を訪れ、定盛らと歌を詠んで遊んだ。

晴、入風呂、僧臨崇張行也、帰路之次向元慶宿所、庭梅見之処、勧一盞、滋野井、右少将、昭慶法印等在座、一首詠之、及深更帰宅、沈酔不可説々々々、
（『実隆公記』）

また同年六月二日には実隆が定盛の家を訪れ、二十首興行が行なわれた。

晴、罷昭慶法印陣屋、少将同□続歌廿首有之、入夜源亜相、滋前相公等来臨、有講頌大飲、及天明帰家、
（『実隆公記』）

二月十七日と六月二日はいずれも竹田家側の招きによるものである。この頃実隆は蔵人頭として後土御門天皇の側近く勤仕していたので、親長の甥で蔵人頭である実隆に対しての竹田家の饗応であったと思われる。定盛がこう

いった歌会に出席したことは、『親長卿記』『実隆公記』以外にも『北野社家日記』に、松梅院禅与が北野月次連歌会に定盛を招いたことが書かれている。(43)定盛の作品として残っているものは僅かであるが、『新撰菟玖波集』に定盛の一句が採用されていることから、諸処の歌会・連歌会には参加していたものと思われる。

文明十一年(一四七九)三月十九日に、内裏で花見の御兆子事が行なわれた。この日のことは『実隆公記』に次のように書かれている。

朝間日光小時現、今日為花御覧有御兆子事、伏見殿、梶井殿、妙法院宮、安禅寺、曇花院宮、旧院上﨟等、内府、四辻大納言、左大将、源大納言、兵部卿、滋野井―、民部卿、大蔵卿、下官、言國朝臣、以量、源富仲等祗候、昭慶法印依召候簀子、有御連歌、昭慶一句申之、生涯之眉目未曾有之事歟、珍重々々、一折事了、其後於長橋局前有乱舞、地下大名等被官者共也、敷舞台音曲有其興、昭慶、貞慶同祗候、大飲及天明、其興有余者也、

花見の宴には伏見宮、宮門跡や尼門跡、公卿ら多くが祗候し、定盛も召され簀子縁に控えていた。連歌があり定盛も一句奏上を許され、その後は場所を変えて酒宴があり、定盛も加わって明け方まで謡や舞を楽しんだ。実隆は、この日定盛が一句奏上を許されたことについて「生涯の眉目未曾有の事か。珍重〳〵」と喜んだ。定盛と実隆には三十四歳の年齢差があっただけでなく、身分も大きく違っていた。定盛が藤原北家に繋がるとしても地下の民間医にすぎないのに比べて、三条西家は三条家庶流の正親町三条家の分家で、実隆はこの年に従二位に叙されている。その実隆が、御前で定盛が一句許されたことを吾が事のように喜んだのである。

実隆が深く関わった『新撰菟玖波集』(44)は、明応四年(一四九五)に成立した准勅撰連歌撰集で、大内政弘の後援により宗祇(一四二一～一五〇二)を中心として編纂された。撰集は明応四年の正月から始まり、二月には内裏関係の資料が実隆を通じて宗祇に渡り、実隆との間で入集作者についての相談がなされている。五月中頃には入集希

望を打ち切り、六月には草案本が成立している。九月二十八日に奏覧、ついで勅撰に准じられた。全二十巻二〇五三句より成り、入集した者は二五五人である。巻第九（恋歌中）に採用された定盛の句は次のものである。

一八六三　　うつせみの世はかたみともなし

一八六四　　身をかへて後もあはゝやいかにせん　　弘印定盛

「むなしいこの世の中には生きていた頃を偲ぶ形見にすべきものもない」とする前句を受けて、定盛は「生まれ変わって後の来世でも逢いたいのに、このむなしい世の中には偲ぶものもなく、いったいどうしたらいいのやら」と付句をした。(45)『新撰菟玖波集』の定盛の作品はこの一句のみである。

撰集の段階において宗祇と兼載が対立したのはよく知られている。『兼載雑談』には、

新菟玖波集の時、句数多少贔屓あるとて、相論のさたしげかりし時、兼載云、「わが句を一句もこの集に不レ入して、集のいろひをやむべし。」と有しに、宗祇云、「兼載と我等が句不レ入ば、此集おもしろくあるべからず。」と有しとなり。(46)

とあり、撰集に対する意見の相違があった。撰集については当時から様々な憶測があって、『大乗院寺社雑事記』明応四年三月三日条には、

宗祇自播州帰京、新菟玖波集事不可成事也、落書等在之(47)

と、尋尊がその成立を危ぶんでいる。また当事者の実隆も、

大外記師富朝臣来、伝姉小路宰相語云、今度集句数有偏頗之様存之、此事如何之由條々有示旨等、不能記之、是非予之進止事也、(48)

と、自分の進止する事ではないとしながらも、選ばれた句数に偏りがあるとする姉小路基綱の言を書いている。入集を希望する人は多かったらしく、宗祇が書状に、

猶々御望難有候、奥州よりも此望人候て、人上候、東西如此候為、集もおもしろくこそ存知候へ、（中略）上一人より、望候衆かきりなく候間、集ニ入候はん御句は、多は御五句計ニ存候へ共、自然又同類なとも候て、のそく事も候へく候間、九句しるしを付候、……(49)

と、奥州から上京してくる人もいた程であったと書いている。そういった事情の中での撰集であれば、どの句を選ぶかについて宗祇らが周囲の事情を配慮して撰したとしても、特に不思議な事とは思えない。

定盛の入集句についても、この句が入撰に値するかどうかの評価は別として、撰集については実隆の意思か、あるいは実隆の心を察した宗祇の心配りか、そういった配慮が働いた可能性がある。明応四年四月七日の『実隆公記』には、

及晩基春朝臣来、宗祇法師来、竹田法印□□《定盛》弔亜相事来、昨日酒壺青州従事也、彼法印愛酒之間勧一盞、以外入興之躰也、

とあり、定盛は三月十二日に死亡した正親町三条公治の弔いのついでに実隆邸を訪れた。また同六月三日には、

定盛法印来、見脈、牛王円百粒恵之、自愛秘蔵々々、勧一盞、暫雑談、及昏周防良薬益損湯六包送之、

と、竹田家秘方の牛黄円を持参、実隆を診脈して暫く雑談をした。最初の四月七日は『新撰菟玖波集』の撰集作業に忙しい時期で、この日は宗祇も実隆邸に同席していた。次の六月三日は草案本が出来上がった時で、この時すでに定盛の句は草案本に入っていた。この数年の『実隆公記』には定盛が実隆邸を訪れた記事がみられないのに、この時期に限って二ケ月の間をおいて二度訪れている。実隆は撰集に気苦労があったからか五月末から体調を崩していたが、往診し治療をしていたのは周防である。この日も夕方には周防が益損湯を届けているので、定盛が実隆の治療を第一目的に実隆邸を訪れたのではないことは明らかで、別の目的があって訪問しその際に実隆の脈を診たものと思われる。偶然であったかもしれないが、時期的にみて、二度の訪問が『新撰菟玖波集』の撰集に関係したこ

と考えるのが自然であろう。第一節で述べたような実隆と竹田家の関係からみても、定盛の入撰に実隆の配慮があったことは充分考えられる。

現在残されていないが、定盛は旅日記も書いていた。文明十七年（一四八五）に足利義尚の命により、定盛が島津忠昌の病気治療のために薩摩へ下向し翌春帰京したが、その時の旅日記「薩摩下向路次日記」を書きあげ、延徳三年（一四九一）十月、実隆に見せている。『実隆公記』には次のように書かれている。

延徳三年十月九日　貞盛法印薩摩下向路次日記仮名、跋書写之遣了、

同十三日　天晴、時雨及晩濺、貞盛法印来、南酒一荷、食籠土器物等持来、不慮之芳恵也、勧数盃、滋野井在座、清談、美声等有興、頗酩酊、

薩摩から戻って少しずつ書き貯めていたのか、書き上げるまでに五年かかっている。その旅日記に、実隆が跋文を書いて渡した。定盛はその礼に南酒と美物を携えて実隆邸を訪れ、滋野井教国も同座して風流な話や謡などがあった。

周防が病臥した明応五年からは、定盛が実隆邸へ年賀に訪れるようになる。定盛処方の薬を実隆が飲む事もあり、文亀二年四月には八十二歳の定盛が酒桶を持って実隆を訪ねた。二人は盃を酌み交わして昔を懐かしんだ。秋には他所から届いた松茸を定盛に届けている(50)。

この頃から内裏への胗脈は、定盛の子の薬師寺(51)が主に参内するようになり、定盛は時間に余裕ができたのか時々実隆を訪ねるようになった。その際には話題が文芸に及ぶこともあった。実隆が定盛の文芸面の相談相手になったり指導をしていたことは、次の記事からも読み取れる。

文亀三年八月二十四日　霽、貞盛法印来、閔子騫事猿楽作之、此事談合之、頗狂事也、雖然老者之命難背之間、愚意分示之、比興々々、一盞張行、……

同二十五日　晴、閔子騫曲舞暁天寝覚綴連之、早朝書遣法印許了、

（『実隆公記』）

定盛は、閔子騫の孝行話を猿楽に作って実隆のところに持っていった。自分のアイデアを能にしようと実隆に相談をしたのである。実隆は「顛狂事也」と内心思ったけれど、老人の言うことに反対するわけにもいかず、自分の考えをくだいて話した。しかし結局は実隆も「比興々々」と面白がって、翌朝早く曲舞を書いて定盛に渡したのである。

閔子騫（閔損）は春秋時代の儒学者で、名は損、子騫は字。孔門十哲の一人で徳行で知られた人物である。幼い頃母を亡くし父が再婚して二人の弟ができたが、継母は実子を愛して閔子騫を憎み、寒い冬に実子には綿入れを着せ、閔子騫には蘆の穂を入れた着物を与えた。それを知った父が継母を離縁しようとしたが、閔子騫は二人の弟の為に離婚を思いとどまるように訴えたのである。そのことを知った継母は感激し、以後は閔子騫を可愛がったという。

定盛が孝子閔子騫を題材に詞章を書き、実隆がそれに曲舞を書いたとしても、それだけでは能作品にはならない。最終的に能「閔子騫」として演能されるには、そこに音曲すなわち猿楽大夫の節付けが必要である。「閔子騫」は残っていないので実際に演能されたかどうか不明であるが、この点についての興味ある史料がある。それは『能本作者註文』が、観世小次郎作として「けうぼう女閔子騫ガ事ヲ書タリ」をあげていることである。[52] 観世小次郎信光（一四五〇〜一五一六）[53] は観世三郎元重（音阿弥）の第七子で、幼少の観世大夫之重を補佐し、第一線で活躍した。多くの能を作った能作者としても有名である。信光は文亀三年（一五〇三）三月二十七日に実隆を訪ね、その夜室町殿で演能する実隆作の〈狭衣〉について「不審の事」を尋ねている。[54] この時期の実隆と信光の間には交流があるので、定盛が詞章を書き実隆が曲舞を書いた「閔子騫」をもとにして、信光が能〈けうぼう女〉を作ったことは、充分に考えられることである。[55]

「閔子騫」のような孝子伝は数多く作られており、様々な形で我が国に伝わった。『二十四孝』は元の郭居業が子供の教育のために孝行話をまとめたもので、南北朝時代に五山禅僧によって日本にもたらされた可能性が高いとされる。日本にはすでに、奈良時代に『二十四孝』の前身の『孝子伝』が伝わっていたので、受け入れやすい素地があったと思われる。『二十四孝』と同じようなものとして『全相二十四孝詩選』『孝行録』『蒙求』等があるが、定盛がこのどれから「閔子騫」の孝行話を得て猿楽に作ろうとしたのか。西野氏は「当時の五山の僧の翻訳になったものらしい《二十四孝》に取材した」としている。定盛と五山禅僧の関係を考えると『二十四孝』から取材したことはあり得る。しかしその一方で、定盛と実隆の関係をみた場合に『蒙求』である可能性も無視できないのである。

『蒙求』は唐の天宝五載（七四六）ごろ、李瀚によって、子供達に歴史の故事を記憶させる目的で作られた。四字句の韻文で、五百九十六句よりなる。八句ごとに換る韻を踏んで調子よく朗読し記憶しやすいため、初学者が中国の故事を知るテキストとして用いられた。しかし四字句のみで故事を示すため、注釈（『補注蒙求』）がなければその内容は理解できないことから、『補注蒙求』の講釈も平行して行なわれた。日本には平安時代初期に渡来し、文学にも影響を与えたという(56)。

延徳二年（一四九〇）四月から六月にかけて、内裏で僧一勤による『蒙求』の講釈があったことが『実隆公記』にみえる。講釈は十回行なわれた（内七回は『補注蒙求』）。実隆は一度所労で欠席した以外はすべて聴聞し、写本もしている(57)。その後実隆は、永正元年（一五〇四）閏三月一日、自邸に菅原章長をよんで『補注蒙求』の講釈を行なった。実隆は次のように書いている。

晴天気快然也、今日蒙求講尺事、依兼日約諾菅少納言章長朝臣来臨、以補注講之、表幷序至寗成乳虎講之、其所作神妙也、中将以下素飡之間、為彼発起所張行也、甘露寺中納言、姉、冷等羽林、皆明寺等来、西室、桂陽等同聴聞、勧一盞、事了文選表文字読中将相受章長朝臣、今日依吉日也、

（『実隆公記』永正元年閏三月二十日条）

この章長による『補注蒙求』の講釈は、永正元年閏三月二十日から永正二年四月二十七日まで行なわれた（全四十三回）。次いで大永七年六月二十三日から享禄二年十二月十八日までは、三条西実條が実世のために講釈した（全四十三回）。この数の多さは、実隆が『蒙求』に教育的価値を認めていたことを示している。近衛家においても尚通が大永六年六月十九日より九月二十一日まで（全十二回）、自邸で印蔵主による『蒙求』講釈を開いている。[58] どの会も多くの聴講者が参加しており、『蒙求』が幼学書としてだけでなく、知識人にとっての教養としても流行していたことを裏付けている。定盛が孝子話「閔子騫」を『蒙求』から得た可能性は充分あり得ると考えている。

定盛が、文芸面の指導者として実隆を仰いでいたことは、『再昌草』永正二年の次の詞書からも伺われる。

四月二日　過ぎし月の十一日くらまにて歌よみ詩つくりたるよし、定盛法印かたりて、去廿四日その一座をみせたりしを、今日かへしつかはすとて、つゝみ紙に

行ていまむかふはかりも山桜こと葉の花のいろにみせける

定盛は永正二年三月十一日（定盛八十五歳）に鞍馬で和歌会をした。その一座の作品を二十四日に実隆に見せ、批評を仰いだ。実隆は四月二日に包紙に「行ていまむかふはかりも山桜こと葉の花のいろにみせける」の歌を書き付け、「和歌の言葉の美しさにいいものがある」との感想をつけて返却したのである。

2 竹田周防元慶

定盛の弟か従兄弟ではないか、と推測した周防元慶の場合はどうであったか。彼もまた実隆と、医者と患者以上の関係を持った。治療の目的以外にも、元慶が実隆邸を訪れて談話することがあった。[59] また、

文明六年十月二十一日　……滋野井、周防等朝飡相伴、

文明七年六月二十六日　朝間若宮御方出御番衆□（所カ）、暫守祇候退出、自昼向周防宿所、近□之鮎賞玩、滋野井、少将等相伴、入夜帰宅、

文明十年三月十九日　晴、向周防坊許、有夕飡、及□帰家、

文明十七年二月十九日　……及晩招元慶羞夕飡、

文明十八年五月二十六日　……今日依元慶招引罷向、朝膳尽種々之珍、

文明十八年十月四日　晴、梳髪、今朝於竹田周防許朝膳、少将、滋野井等同□、

長享元年十二月六日　……朝飡之後向竹田周防局、滋野井、雨森等誘引之、夕飡頗延齢之謀也、及晩帰宅

長享三年四月十一日　今朝依竹田周防招引罷向朝飡、頭林等請伴、及晩帰宅、沈酔、（『実隆公記』）

と、お互いの家で食事を楽しんで夜まで過ごすこともあった。また実隆と双六や囲碁も楽しんでいる。

文明八年二月四日　中将、滋野井、周防等来、双六有興、

文明十七年二月十一日　上乗院入来、侍従、滋野井、周防有小盃酌、圍碁有興、（『実隆公記』）

当時の双六は現在の絵双六とは異なり、二個のサイコロを使ってコマを進める盤双六であったが、『実隆公記』には文明六年八月十二日に実隆が浄土双六を書写したことが、また文明十一年九月十五日には、天皇と浄土双六をしたことが書かれている。浄土双六[60]は絵双六の一種で室町時代に始まったとされている。周防と楽しんだのが盤双六か浄土双六か、そのどちらであるかは分らない。実隆は将棋や囲碁の愛好家で、増川宏一氏[61]によると、『実隆公記』には将棋の対局が約二百五十箇所にのぼっており、実隆は将棋だけでなく囲碁も同様に好んでいたとしている。多くの対局の中で、周防と囲碁をした記述はこれだけなので、周防はあまり勝負事の相手には向かなかったと思われる。

また文明十一年と十八年には周防の家で香を楽しんだ。

文明十一年二月二日　……入夜於周防坊元慶許十炷香興行、一□（盞）有其興、深更帰宅

文明十八年十二月四日　……元慶頻招引之□（間）罷向、有朝飡、滋野井、羽林等同道、聞香終日閑談、頗可謂□（延）齢之計、入夜帰宅、

十炷香は「香道の最も基本的な組香で、一、二、三、と呼ばれる三種の香を三包ずつ、さらに客香と呼ばれる一種を一包、都合一〇包の香を順不同として香炉に炷き、その異同を聞き分けるもの」（『日本国語大辞典』）で、聞香も同じような遊びである。実隆は香道にも詳しく、[62] 周防は実隆を招いて香を学んだのである。

これらの記事には滋野井教国（一四三五～一五〇〇）[63] の名前もしばしば見られ、周防は滋野井教国とも親しい付合いがあった。『実隆公記』長享三年四月十二日には、

天晴、今日加灸治十四窌二百、三里二十、等四ケ所也、右眼内障難治之間沙汰之、竹田周防加点、滋野井、頭林、周防等相共加灸、入夜終功了、

と、実隆の灸治療が記されている。実隆の目はこの頃より急に悪くなり、江南院が連れてきた佐藤という医師に見せたところ「ソコヒ」で、腎の灸と内服薬をすすめられた。この日はその診断に基づいて灸をしたが、実隆だけでなく滋野井教国、頭林、そして周防自身も加わって「灸の会」とでもいうような集まりであった。これらの記事からみて実隆や滋野井等と周防の関係は、友人とか仲間に近いもののように思われる。

周防には定盛のような文芸面の活動の記録はほとんどみられない。しかし、例えば文明十二年四月十三日、三条実興の百ケ日法要では名号連歌興行に加わり、周防も漢詩句を詠んでいる。[64]

今日故相公羽林百ヶ忌辰也、日月之運転如一夢、愁歎難休者也、招照雲、臨崇等諷経、滋野井、元慶、常信、景信、宗実等同設小斎在座、斎後名号連歌三十六句興行、不慮元慶、常信等献一樽、仍新亜相、拾遺等相招及盃酌、剰有歌舞、今日頗不穏便、雖背本意無力却而可請有興乎、傾数盃酔倒及深更、

（裏書）賦　名号連歌
なけやうきことかたらはん郭公　予
むらさめそゝき木々しけるかけ　滋
又有云拮　亜相　酒盡樽無月
予　扇揺袖有風
元慶　對花猶待友
予　綰柳更留公
（『実隆公記』）

また実隆に続後撰集書写の料紙を届けたり、『詞花集』書写を依頼しているので(65)、文芸に関心はあったようである。

3　竹田定祐

定盛のあと竹田家をついだ定祐の場合はどうであったか。『実隆公記』には永正八年より定祐の記事が出るようになる。

永正八年六月六日　午後帚木巻講之、竹田定祐法眼発起也、神余父子、吉田四郎兵衛、外郎、大隅等来、姉相公同招之、法眼食籠、一壺等携之、有盃酌、又唐墨、朱墨等各切、恵之、先日所約也、

同六月八日　雨降、帚木巻講尺、姉相公、左中弁、杉原、丸、定祐法眼発起、外郎、神余父子、大隅、吉田等来、自室町殿鯉魚一折被下之、御使胡阿也、忝畏入之由申入了、則講席之衆各賞玩、勧一盞、大隅包丁有興……

同六月十一日　午後講帚木巻、今日終功、以上三ヶ度、姉相公、左中弁、庭田少将初度、丸、杉原、外郎、吉田、神余父子、発起定祐法印、大隅等来、各武辺衆等召寄兆子一盞、数巡有興、正敬来、

同六月二十八日　竹田定祐法印謝先日源氏之事、杉原十帖、午黄円百粒、唐墨一廷携之来、不慮芳志為悦之由面謝者也、

（『実隆公記』）

永正八年六月に定祐が発起して、実隆が『源氏物語』帚木巻の講釈を三回にわたって行なったことが分かる。定祐は終了後に実隆に杉原十帖、午黄円百粒、唐墨一廷を贈った。

これ以前の永正七年九月十六日から年末にかけて、近衛尚道の日記『後法成寺関白記』には、肖柏が源氏物語講釈をしたことが記されている(66)。定祐は全三十四回の内、

十月一日　有講尺、勧修寺・飛鳥井少将・万里小路弁・理覚院・細川伊豆入道・上野治部少輔・仁木式部少輔入道・杉原伊豆守・泉州将監・宮・丸・沢・宗屯・竹田法眼・吉祥坊・宗良修理・太田蔵人・富田入道・井上又五郎・進藤信濃入道

十月十六日　有講尺、人数之事伊勢下総守・細川伊豆入道・宗屯・千秋将監・西郡兵部少輔・宮備中守　杉原伊賀守・沢・丸・竹田法眼等也・昼也・各給一盞(67)

と、二回講釈を聞いた。実隆の『源氏物語』帚木巻の講釈を聞いたのはその翌年のことである。また永正九年閏四月二十九日には、

雨降、霖雨以外事也、伊勢物語講之、頭弁、滋野井、吉田四郎兵衛等来、貞祐法印来、播磨鍋一恵之、

（『実隆公記』）

と、『伊勢物語』の講釈も聞いた。その際には播磨鍋（播磨の特産品）を贈っている。

定祐は、大永三年（一五二三）六月に蜷川親孝歌合に出席し、和歌を詠んだ。『鹿苑日録』天文六年（一五三七）十一月十七日条に「早天赴竹田法印大方殿親父蜷川新右衛門十三年忌請」とあり、蜷川家と竹田家は縁戚関係にあったことが分かる(68)。出席者について井上宗雄氏は「多くは親族か」としている(69)。

この歌合の判詞を実隆に依頼するために定祐は実隆を訪れ、実隆は八月にこの判詞を書き終えている。『実隆公記』には次のように記されている。

大永三年六月二十二日　定祐法印来、診脈、明日可下向和州云々、哥合一巻判詞所望、先以預置之、進食散卅包又持送之、自愛〳〵、遣人謝之、
同八月五日　竹田法印所望哥合判詞今日清書了、

この時の相手方（左）と定祐（右）の歌、および実隆の判詞は次のものである。(70)

二番　夏月易明
　　左　　　　　　　　　　景郁
入かたの山のはにけはとはかりもみるへき月のみしか夜の空
　　右　　　　　　　　　　定祐
夏の夜の庭のまさこにをく露をはらひもあへす明る月影
　左歌第二句、伊勢物語をおもへるにや。但彼は座にあたりての逸興に侍るへし。歌合の歌などには、すこし誹諧にことよりて、とり用かたくや。殊ににけはと詞を替たる、無下におとりてきこえ侍る。なとか本歌のまゝにけてとはかりもと、詠せられさりけん。右歌、ことなる難なし。仍為レ勝。

景郁は、「月が入ろうとしている山の端が逃げたら、もっと月を見ていられるのになあ。月の短い夏の夜だこと」と詠んだ。これは伊勢物語八十二段「あかなくにまだきも月のかくるるか山の端にげて入れずもあらなむ」を本歌としている。定祐は「夏の夜の庭の真砂に降りている露を払うこともできず、すぐに明けていく月影だなあ」と詠んだ。実隆は、左歌を「こういった歌は座の雰囲気によって詠む逸興であって、歌合の歌としては少し滑稽にかたより、使わないほうがいい。殊ににけはと詞を変えたのは大変下手にきこえる。なぜ本歌のままに詠まなかったのか」と批評した。そして定祐の歌は「特に悪いところも無い。勝ちとする」と判じた。

十四番　水辺納涼

左　　　親孝

山かけに遠きなかれのすゑ落て池水すゝしよするさゝなみ

右　　　定祐

むすふてもすゝしく成ぬまたれつる秋もや水の中川の宿

秋もや水の中川の宿よろし。可レ為レ勝。

定祐は「水をすくう手も涼しく感じられるようになってきた。待っている秋もこの水の中川の宿にもきているのかなあ」と詠んだ。中川は加茂川の支流で歌枕で、『源氏物語』の空蟬の住まいである。光源氏は空蟬が自分になびいてくれるのを待ちわびて中川の空蟬の家を訪れた。実隆はこの「秋もや水の中川の宿」の部分が良いとして、定祐の勝ちとした。

十八番　　夏草露滋

左　　　有康

しけりあふ草葉に秋のうつるかとみえしは露の深きのみかは

右　　　定祐

秋の野もかくやはをかむ夏草のはすゑたはゝにやとる白露

左歌、草葉に秋のうつるかとは、など露のふかきにて事たりぬへし。かはといへる其心得かたくや。右は、題の正中には侍るへし。歌から常のものなから、左にはまさるへきにこそ。

有康は「茂っている草の葉に秋の景色が映っているかのように見える。露が深く降りているだけだろうか、いや、やはり秋が映っているよ」と詠んだ。実隆は「露の深きで事足りる。かはと言うその心がよく分からない」と評した。定祐は「秋の野にもこのように置くのだろうか。夏草の葉の端にたわわに垂れるように置いている露だなあ」

と本来は秋の露がいいけれど、夏の露も美しいものだと詠んだ。実隆は定祐の歌を「題に正しく合っている。歌柄は普通だけれど左より勝っている」と判じた。

二十三番　　夢中契恋

左　　　　　　　　　　　　景郁

あふとみし夢はさめても藤はかまおもかけ残す袖のうつり香

右　　　　　　　　　　　　定祐

人めをもよきさらましを夢とたにしらてさめぬる暁はうし

左は夢断燕姫暁枕薫といへる詩の心をおもへるにや。右はおもひいれたる所あるににたり。但題は契恋に侍るを、契心かすかなると申へくや。左も、あふとみしにて、契心は勿論たるへしといへとも、逢契恋と題をわかつ時は、歌合にとりては、其差別をも、すこしはとかめいてつへき事にや侍らん。此たくひ末にもあまたみえ侍れは、吹毛の申状難なしといへとも、こゝにて愚存の一はしを申述はかりなり。

いかさまにも、先以レ左可レ勝。

この歌を実隆は「左歌は、夢断燕姫暁枕薫の詩を本歌としている。右歌は深く心に思っている所がある。但し題が契恋であるのに契心はわずかであると思う。左歌も逢うとみしで契心は勿論あるけれども、歌合の場合には、（夢中契恋と）逢契恋とに題を分けた時はその差別をしないと差し障りが出る。些細なことだが自分の考えを述べる」とした上で、結局は景郁の勝ちとした。(71)

卅一番　　不知栖恋

左　　　　　　　　　　　　親順

蚕の子のたくひになしてそことしも定めぬ宿をいかにとはまし

右　　　　　　　　定祐

あはしとの心のおくはしりなからしらぬは忍ふ宿りなりけり

此あまの子は、ことはり尤可然。右も、過失なしといへとも猶以レ左可レ勝。

実隆は「不知栖恋」という題に、親順が海女の子と詠んだのは勿論のことであるとして、[72]定祐の歌には過失がないとしながらも、勝ちは親順の歌とした。

実隆の判詞では、この歌合せの定祐の歌は勝三、負二であった。しかし定祐を勝とした判詞の内容は、右の歌が良くないから左（定祐）の勝ちという消極的なもので、定祐の歌が格別良いという評価ではない。蜷川氏の歌会に定祐が出席した記録は、先の大永三年歌合以外にもう一点残っている。[73]「岩山道堅筆　巻物」と箱書された一軸で、作者は十名で一人五題、計五十首について実隆と道堅が合点をしている。実隆は定祐の歌の四首に点を付し道堅は点を付けなかった。実隆より道堅の方が厳しい評価をしたようである。

定祐が実隆に歌を学びその指導を受けていたことは、『実隆公記』紙背の次の書状からもわかる。

猶ゝ重宝令拝領候、誠ニ忝難盡筆舌令畏入存候由奉憑候、

尊翰謹拝閲仕候、仍一荷両種令拝領候、過分之至忝令存候、春雪弥珍面白存候、今日者終日満足此事候、以参上御礼可申上候、又此題被下候、涯分仕候て可奉得尊意令存候、以御心得可然様御披露所仰候、恐々謹言、

竹田法印

元正六日　　定祐（花押）

松井殿[74]

これは、実隆に歌題を送られたことを感謝する定祐の書状である。[75]定祐は『月海雑録』『傷寒初心抄』『竹田家修合三種弁』と題する医書を著した名医であったが、それだけでなく歌人としての側面も持っていたのである。

注

（1）髙橋秀樹「歴史記録への招待」（『歴史読本』二〇〇〇年六月号）二四一頁。

（2）実隆は明け方まで深酒をすることが度々あった。服部敏良氏は実隆の吐血は、持病の胃病に加えて深酒をすることによる胃潰瘍であろうと推測している（服部敏良『室町安土桃山時代医学史の研究』吉川弘文館、一九七一年十一月、八五頁）。

（3）実隆の眼病は長享二年（三十五歳）頃より悪くなった。同年三月には宗祇や宗長が目薬を送っている。同三月二十八日には江南院龍霄が連れて来た医師佐藤某に診せ、「ソコヒト云物也、腎之灸幷内薬可然之由稱之」と書いている。『実隆公記』（続群書類従完成会、一九三一年八月。以下同じ）。

（4）原勝郎『東山時代に於ける一縉紳の生活』（筑摩書房、一九六七年九月）。

（5）芳賀幸四郎『三条西実隆』（吉川弘文館、一九六〇年四月）。

（6）同右、「はしがき」より。

（7）竹田元慶についての記述の中に「三条西実隆とは親しく交わっており、実隆書写の歌集をもらったり、あるいは「種々之珍」を尽くした膳をもうけて実隆を迎えたり、元慶の病気のときには実隆が見舞ったりしている」とするのみである（新村拓『日本医療社会史の研究』法政大学出版局、一九八五年二月、七五頁）。

（8）宮川葉子「三条西実隆の出家と病」（『季刊ぐんしょ』六巻三号、一九九三年七月）。

（9）定盛は初めは昭慶と称したが、文明十九年義政の法諱を避けて定盛とあらためた。本書では（特に必要でない限り）定盛を用いる（『実隆公記』）。

（10）義政は病気の春阿弥のために洛中の名医六人を集めて病状を見立てさせた。その際、坂法眼・松井少輔・清宮内卿・福富・松井宮内卿らとともに定盛も選ばれている。増補史料大成『蔭凉軒日録』（臨川書店、一九五三年十一月。以下同じ）寛正四年十一月十六日条。

（11）『実隆公記』文明十七年三月十日条「今日予於御前延寿類要少々読之」。

（12）『延寿類要』の原本は残っていない。残されている写本の中で最も古いと思われるのは尊経閣文庫蔵本で、天文二十二年（一五五三）に「隆世」なる人物が書写した。「隆世」は周防の大内家の重臣で義長に仕えた内藤隆世（一五三六〜一五五七）ではないかと思われる。同時期の大内家御伽衆に竹田法眼と竹田法印の名前がみられるので、竹田家の所蔵する『延寿類要』を内藤隆世が書写した可能性が考えられるからである。富士川文庫蔵の『延寿類要』は、定盛の子孫の竹田公豊（一七五〇〜一七九四？）が、天明七年に定盛の遺稿を再稿し、寛政五年に版行したものである。ただし新しく版行するために公豊による補注が加えられ、全体の体裁も整えられている。その結果、尊経閣文庫蔵本では最尾に書かれている定盛のあとがきが、「延寿類要自序」と題して前に移されている。本書で引用したものは、内閣文庫本を定本とした続群書類従に収載されたものである。引用部分については先の二本と同じである。

(13) 『黄帝内経素問』（四氣調神大論篇第二）に「従陰陽則生、逆之則死、従之則治、逆之則亂、反順爲逆、是謂内格、是故聖人不治已病、治未病、不治已亂、治未亂、此之謂也、夫病已成而後藥之、亂已成而後治之、譬猶渇而穿井、闘而鑄錐、不亦晩乎」とある。

(14) 例えば次のようなことが書かれている。

辛みや臭みのある野菜「五辛」について、文献で調べて梶井宮に答えている（長享二年　月十四日条）。

歯痛の薬についての覚え書きをしている（長享二年十二月三日条）。

一勤和尚相伝の痔の秘薬の作り方を書いている（明応六年五月二十三日条）。

『福田方』を書写して内裏に献上した（明応五年十一月二十六日条）。

(15) 『御ゆとのゝ上の日記』（続群書類従完成会、昭和八年三月。以下同じ）。

(16) Ⓑの書状がⒶより先に、一回目の談義の日程が決まる以前の、四月中に届いていた可能性も否定はできない。しかし、この時期の『実隆公記』の表文書と紙背文書の内容を比べると、実隆は届いた書状をすぐに日記の用紙として使用している。その点からⒷは五月九日の書状と考えたほうが自然と思われる。

(17) 『実隆公記』五月十一日至十三日紙背。

(18) 『鹿苑日録』（続群書類従完成会、一九三四年六月。以下同じ）。

(19) 『太平恵民和剤局方』（一一〇七〜一一〇）は何度も増補改訂を重ね、中世以降の日本医学にも強い影響を及ぼすことになった書である。小曽戸洋『中国医学古典と日本』（塙書房、一九九六年二月）一七頁。

(20)『竹田家譜』には、竹田昌慶が明の金翁道士から「牛黄円追儺香等の秘方を授」ったとある。牛黄は牛の胆嚢などに出来る結石で、古くから珍重され、『神農本草経』では上薬に分類している。他の薬剤と配合して用いられるが、竹田家には秘薬としての牛黄円処方があったと思われる。牛黄円は救急家庭常備薬として珍重され、しばしば贈答されていた。

(21)勧修寺教秀は『公卿補任』によれば「明応五年六月五日叙従一位。同日准大臣可預朝参之由宣下。同七日出家。七月十一日薨（七十一歳）……」とある。儀同とは准大臣で、この場合は教秀のことである。娘の房子は後土御門天皇新典侍に、藤子は後柏原天皇後宮となり後奈良天皇の母となった。

(22)『実隆公記』明応五年六月十九日条。

(23)『実隆公記』文明六年九月二十五日条が初出。本書では、特に断らない限り『実隆公記』での呼び名「周防」を使う。

(24)『実隆公記』文明十七年八月三日〜十日。同十二月十日〜十六日。

(25)『実隆公記』文明十七年四月二日条「小女自去廿八日秘結之　以外也、仍招元慶令看脈、大腸腑風侵之故也云々、則送薬両種、蔘苓橘□湯、□腸丸、令服用了」、同三日条「小女所労未得減、元慶又送薬両種沈香湯通気麝香丸、及暁天瀉下本復、自愛々々」、同四日条「自下京絹一疋召寄、同一絹借之遣周防坊、謝良薬之事」。

実隆の娘は文明十六年冬にも病んだ。其の時の周防（元慶）の書状二通が『実隆公記』紙背に残されている。

（文明十六年十二月八日至十四日裏）

ひめ御所さま御り御せうへんのとうし候御くすり一いろしん上中候、めでたくやかて〳〵御さは〳〵の御事をおほせ下され候へく候、御やうにより又おほせ下され候へく候、いかさましこり候て、申上候へく候、御心へにあつかり候へく候、かしこ

（ウハ書）
□（御カ）御返事まいる

□《た》れにても申給へ

けん慶」

（文明十六年十二月十五日至十九日裏）

とりみたし候ていかゝ申候やらん、

文くはしく見まいらせ候、姫御所さまはや〳〵と御けんにわたらせをはしまし候、いかはと〳〵御めてたく候、□《いカ》かさましこう候て申候へく候、返〳〵わさと文御うれしく候、これより申候《×の》御事にてうれしく候よし、よく〳〵申とて候、かしこ

（捻封ウハ書）

御返事　　　　けん□《慶カ》

まいる「　　　」　　」

(26)『実隆公記』明応四年七月一日、二日条。

(27)『後法興院記』文明十一年七月十八日条、同十四年七月一日及び四日条、同十六年九月二十五日～十月二日条、同十七年閏三月十三日条、同十八年八月八日～十三日条、長享二年八月十日～十月十七日条、同二年十一月四日条、等々。

(28)『後法興院記』明応六年四月十一日条。

(29)近藤清石『大内氏實録』一八八五年十月。

(30)『御ゆとの丶上の日記』文明十六年十一月二十日条「ほういんあし《さカ》あふことありて。御みや〳〵にけんけいまいる」。文明十八年四月六日条「すわうめして御かふれみせらる丶」等。（　）内は校注者によるもの。

(31)『実隆公記』延徳三年五月二十四日条「青蓮宮此間御不例以外也、御脈事竹田周防可召進之由再往仰之間、申含参入了、時気御風気御脈五動半云々、地盤無力之間難治也、於御病体者無殊御事之由申之、御薬極楽院貞盛法印子、律僧也、進之者也、……」。

(32)『北野社家日記』明応二年一月十四日条「竹田法印幷周防坊来臨、牛黄円百粒・太刀金、同防州太刀金随身、暫相

留蒸麵在之」。
(33) 元慶は長享元年にも急病に倒れたが、その時も実隆は見舞いに訪ねている。『実隆公記』長享元年十一月十三日条「竹田周防所労以外危急云々、仍罷向訪之」。
(34) 『実隆公記』明応五年八月二十七日条。
(35) 重種は実隆に薬を度々献じており、その薬料も支払われている。明応五年十一月に実隆は重種と医書『有林福田方』六、七の校合を行なっている。三条西家青侍の五郎左衛門も医薬の心得があった。『親長卿記』文明六年十二月六日条には「実隆朝臣青侍男林五郎左衛門、為医師、仍召遣了」とある。『御ゆとの丶上日記』文明十八年四月五日条に「御うしろに御かふれいてきて。五郎左衛門にみせらるゝ。御ところわろきよし申て御くすりまいらする。」とある五郎左衛門は同人ではないかと思われる。三条西家の使用人は医薬の知識を持っていて、不調の多い主人実隆に対応していたようである。
(36) 「寛政重修諸家譜」には「初秀慶、極楽院月海」以外の特別な記載はない。
(37) 桂宮本叢書私家集十二『再昌草』(養徳社、一九四九年二月。以下同じ)。
(38) 法名尭空、法号耕隠、院号逍遥院。国史大系『公卿補任』(吉川弘文館、一九七七年六月)。
(39) 宮川葉子「三条西実隆の出家と病」(『季刊ぐんしょ』六巻三号、一九九三年七月)一二頁。
(40) 研医会図書館には月舟壽桂の「竹田月海光照法印肖像」「竹田月海光照法印真讃幷序」が残されている。前者の「竹田月海光照法印肖像」は『玄雲文集』にある。『玄雲文集』には続いて「薬師寺円俊高定和尚壽像」(高定は定祐の兄)があり、壽桂が高定・定祐兄弟と親しかったことがわかる。
(41) 「玉津島社法楽仮名題目百首和歌」(『続群書類従』巻三百八十五)。
(42) 増補史料大成『親長卿記』(臨川書店、一九六五年九月。以下同じ)。
(43) 『北野社家日記』明応元年八月二十四日条「今日竹田法印月次罷出、発句当座被申間、不及遠慮如此沙汰也」。明応二年三月二十四日条「今日竹田法印月次罷出、天野一荷・蛤一折・鯛納物五桶随身」。竹内秀雄校訂『北野社家日記』(続群書類従完成会、一九七二年五月。以下同じ)。

(44) 新撰菟玖波集の成立については、金子金治郎『新撰菟玖波集の研究』(風間書房、一九六九年四月)を参考とした。

(45) 『源氏物語』「空蟬」の巻の「空蟬の身をかへてける木のもとになほ人がらのなつかしきかな」をふまえている。この句を詠んだ連歌会がいつ興行されたのかは不明である。

(46) 深津睦夫、安達敬子校注、歌論歌学集成第十二巻『兼載雑談』(三弥井書店、二〇〇三年一月)一六二頁。

(47) 増補続史料大成(普及版)『大乗院寺社雑事記』(臨川書店、二〇〇一年七月)。

(48) 『実隆公記』明応四年六月二十四日条。新撰菟玖波集成立後も『後法興院記』明応五年十月十六日条の「菟玖波集序以下不審儀繁多之由……」など、批判があったようである。

(49) 宗祇が相良為続に宛てた書状。為続は五句入集した。「相良家文書」(『大日本古文書』家わけ五ノ一、東京大学史料編纂所)。

(50) 『実隆公記』文亀二年四月十二日条「及晩竹田法印貞盛携一桶来、盃酌数巡及夜景、談旧游述熱懐了」。同九月十六日条「波々伯部兵庫助送松茸、則遣貞盛法印許(中略)貞盛法印送良薬槐花密拈湯、則服用、持病有効、……」。

(51) 薬師寺は竹田高定のことである。『定盛公記』明応五年十月三十日条「伯二位来臨、伝勅語云、所労未快、薬師寺（貞盛法印子、実名可尋、）令見脈可加療治哉可被仰付之」とあり、また明応七年閏十月二十二日条に「於御学問所前薬師寺某（南都律僧）（医師定盛法印子也、此間御脇腫物為御療治所参也、）伺候」とある。『寛政重修諸家譜』と、『幻雲文集』「薬師寺円俊高定和尚寿像」では、定盛の第二子としている。

(52) 『能本作者註文』の資料的価値については問題があるとされているが、吉田蔵人に話題提供をした観世弥次郎長俊は信光の子であるので、信光に関しては信頼性が高いと考えられる。「けうぼう女」とは「継母女」のことと思われる。

(53) 観世小次郎信光の生没年は、表章「《観世流史》参究―観世小次郎信光の生年再検―」(『観世』平成十一年七月号及び八月号)による。

(54) 『実隆公記』文亀三年三月二十七日条「観世小次郎来、今夜於室町殿可有猿楽、先年予所作之狭衣之能今夜初可施其曲也、件能之内不審事等尋之、経年序之間大略忘却、雖然大概愚意之分示之、件哥物之内両三曲歌之、尤有興、慰雨中之懐了」。

(55) この点についてはすでに西野春雄氏が、定盛の「閔子騫」を中心素材にして信光が「けうぼう女」を作った可能性がある、と推測している。西野春雄「佚曲再検　けうぼう女」(『宝生』第四十一巻第五号)。

(56) 『蒙求』については、今鷹真、鑑賞中国の古典第十五巻『蒙求』(角川書店、一九八九年一月)を参考とした。

(57) 菅原章長(一四六九〜一五二五)は、菅原氏高辻家当主。文章博士、式部大輔などを歴任し、永正四年に従三位に叙せられる。永正六年参議となり。同九年正三位、同十五年従二位に叙せられる(『公卿補任』)。

(58) 近衛家における『蒙求』講義については、下記の文献を参考とした。鶴﨑裕雄「中世後期古典研究の一側面―近衛尚通の場合―」(『戦国期公家社会の諸様相』和泉書院、一九九二年十一月)。

(59) 『実隆公記』文明六年九月二十五日条「雨降、周防来話、終日安閑無事」。文明九年六月二十九日条「晴。元慶携一樽来」。文明十六年一月二十五日条「晩頭周防来話、勧一盞」。同三月二十七日条「竹田周防自江州上洛、携一樽来、盃酌有興々々」等。

(60) 絵双六の一種。室町時代に起こり、江戸時代に流行した仏法双六。良い目を振って上がりになると極楽浄土があり、悪い目を振ると最後には地獄に落ち永沈となる。賽は『南無分身諸仏』の六字を記したものを用い、南閻浮州を振り出しに極楽・地獄の道程が絵に書かれている(『日本国語大辞典』)。

(61) 増川宏一『遊芸師の誕生』(平凡社、一九八七年九月)四三頁〜。

(62) 実隆は香道三条西流の始祖とされている。

(63) 滋野井教国は実益の子。長禄二年に参議に任じられる。文明八年従二位。長享元年権中納言。延徳四年正二位(『公卿補任』)。

(64) 正親町三条実興は文明十三年一月三日二十五歳で死亡した。正親町三条邸は文明十年十二月二十五日の京都大火で、三条西邸宅とともに類焼した。そのため実興は一時期、周防の家に仮住まいをするほど親しかった。
『実隆公記』文明十一年一月二日条「帰路向頭中将許当時竹田周防元慶宿所也」。

(65) 『実隆公記』文明十五年十二月八日条。延徳三年六月十七日条。

(66) 鶴﨑裕雄「中世後期古典研究の一側面―近衛尚通の場合―」前掲注(58)、二三九～二四一頁。
(67) 陽明叢書記録文書篇第三輯『後法成寺関白記』(思文閣出版、一九八五年)。
(68) 蜷川氏は親元が足利義政、義尚の政所執事代を務めたあと、室町幕府の政所代を世襲しており、当主は代々新右衛門と名乗った。『鹿苑日録』の蜷川新右衛門は蜷川親孝(一五二五年没)のことで、親孝女が竹田法印の妻である。定祐は大永八年に没しており、息子の定珪はこの時期にはまだ法眼であった。親孝女の夫(竹田法印)は定祐の弟で瑞竹軒とよばれていた定栄かと思われるが、はっきりしない。
(69) 井上宗雄『中世歌壇史の研究　室町後期』(明治書院、一九七二年二月)二六七頁。
(70) 「蜷川親孝家歌合」(『群書類従』五百三十巻二一二)。
(71) 「燕姫が天の使いから蘭を賜った夢をみて、覚めてみると暁の枕もとに蘭の香が香っていた」の意味。『和漢朗詠集』(巻上、蘭)に橘直幹作として「曲驚楚客秋絃馥　夢断燕姫暁枕香」とあり、全文は『天徳三年八月十六日闘詩行事略記』第二「蘭気入軽風」にある。藤ばかまはキク科の香草。
(72) 『和漢朗詠集』(巻下、海女)「白浪のよするなぎさに世をすぐすあまのこなれば宿もさだめず　海人詠」をひいている。
(73) 天理大学附属天理図書館蔵。末に「大永二年十一月日」とある。翻刻を本書の付録1に掲載した。
(74) 松井は三條西家の家司と思われる。
(75) 『実隆公記』大永四年十一月六日至九日紙背。『実隆公記』大永四年正月四日条に、実隆が定祐に「樽一荷・鳫一」を贈った記事があるので、その礼も兼ねている。

第四章　五山禅僧と定盛

第一節　薩摩下向

竹田定盛とは、いったいどのような人物であったのか。多くの日記からその人物像を探ってきたが、本章では五山禅僧との交流をみていきたい。幸いなことに京都五山禅僧が定盛について書いた漢詩文がいくつか残っている。賛美に終始するのはこういった漢詩文の常であるが、そこに描かれた定盛像をみることは無意味ではない。定盛と禅僧の付き合いは以前からあったと思われるが、漢詩文の題材となった一つの出来事が文明十七年（一四八五）の薩摩下向であった。まず定盛の薩摩下向から筆を進めたい。

文明十七年春、足利義尚は島津氏十一代当主忠昌（一四六三〜一五〇八）[1]の病気治療のために定盛を薩摩に遣わした。島津氏は鎌倉時代から続く家柄で、初代島津忠久より代々薩摩国・大隅国・日向国の守護職に任じられていたが、内訌が絶えず、この時期にも島津一門の伊作久逸が反乱し、そこに日向の伊東氏らも加わってその規模が拡大しようとしていた。その混乱の中で生じた当主の病であった。『文明記』[2]には、

忠昌様御心地、諸医師療治被申候へ共、其験なきに依而、京都被申登候而、公武の御意を被受、竹田之法印を被申下之間、去壬三月「十」九日ニ鹿児島江下着す。即チ忠昌様江被掛御目、以来勤而御養生有ける程に、御

気分も過半は雖被立直、遠所迄之難有御発足之時分なり。

とあり、『島津国史』(3)にもつぎのように書かれている。

公有㆑疾。求㆓医《ヲ》於京師㆒。幕府使㆓竹田法印昭慶《ヲノ》為㆑之。十九日。昭慶至《ル》。公服㆓昭慶方薬《ス》㆒有㆑効。

忠昌の病が医師の治療にもかかわらず治癒しないので、幕府に良医派遣を願ったところ定盛（この頃は昭慶）が派遣された。定盛は三月十九日に鹿児島へ下着し、治療に努めたところ薬に効果があり快方に向かってきた。ところが遠方へ出立することはまだ無理な状態であるにもかかわらず、忠昌が出陣しようとしたのである。

既ニ六月十二日、忠昌様も鹿児島を可有御打立御支度有ける處に、竹田法印をして被申けるハ、御一家中の難儀を被見捨かたく被思召而、御出陣儀殊勝の御事候、雖然御クワンラク此時節の御養生専一なり、然ニ炎天と申し遥くの御渡海、陣屋の御栖居所犯雨露候者ハ、以前百日の御服薬も徒ニ可成行候、（『文明記』）

と定盛が今は養生第一であると説くが、忠昌は聞き入れない。定盛は重ねて、

此法印を御下し候事、既に公武の以御意なり、（中略）海上の御労煩、陣屋の御無養生御再発必定なり。其時は「医」我家のきす、京都の聞へも迷惑不過之候、可然は以御使者某「入道」か申旨を、御一家中に被仰述候而、御出陣の事をは可被思召留候、於無御承引ハ、以後の御薬を進上申間敷候上は、御暇を可被下儀頻ニ申上（以下略）。（『文明記』）

と強く訴えたが、忠昌はやはり聞き入れない。

公曰。先生言亦是也。然伊東氏與㆑我累世為㆓冠讐㆒。今也冠深矣《シ》。因《リ》㆓我叛臣《ニ》㆒。窺《フ》㆓我邦域《ヲ》㆒。寡人是以不㆑忍㆓忿忿之心《ニ》㆒。必欲《スス》㆓自将《ラトノ》撃㆑之。事至《ル》㆓於此㆒。卒《ツイニ》不㆑可㆑已《ム》。吾於《テ》㆑是乎《ニ》。竊《ニ》有《リ》㆑請焉。若煩《シハシ》㆓先生《ヲ》㆒如㆓飫肥㆒。使㆔寡人《ヲノ》服薬摂養如㆓平生㆒。則庶幾《クハ》其免《レレシカ》乎。唯先生圖《レ》㆑之。昭慶曰。諾。（『島津国史』）

然は平に法印も同道申シ、先キ境目迄打越而、彼方の左右ニ依而可有進退と被仰ける間、御意を理りにや被思

けん、法印も可致御供之由被申上候間、鹿児島を御出船有て敷根に御着云々、

（『文明記』）

忠昌が自身の身を捨てても叛臣を討って国を救おうとする気持ちを知って定盛は心を動かされ、軍に同行して治療を続けた。以後忠昌の病は再発することがなく、七月二日に久逸が降伏し間もなく反乱軍は平定されたのである。

『薩藩旧記雑録』は薩摩藩記録奉行であった伊地知季安（一七八二～一八六七）とその子季通の編纂による島津氏および薩摩藩の文書集で、薩摩藩史研究の根本史料とされるものである。「文明記」はその中に収載されているが、成立年代、著者など詳細はわからない。『島津国史』は造士館の初代館長の山本正誼が編纂した編年体形式の薩摩藩の正史で、初代忠久から二十三代五七七年の島津領国の歴史を記載している。『薩藩旧記雑録』も『島津国史』も共に島津藩内部で編纂されたもので、その内容を批判なしに事実とすることは危険であるが、忠昌の治療の為に幕府から定盛が派遣され、島津軍と同行して治療にあたったことは史実として問題ないと考える。

その頃の薩摩には桂菴玄樹（一四二七～一五〇八）がいた。『五山禅僧伝記集成』(4)によれば、桂菴玄樹は長門赤間関の人で京都五山の禅僧である。九歳に南禅寺の童行となり、嘉吉二年（一四四二）剃髪し長門永福寺の住持となる。応仁元年（一四六七）四十歳で明に渡り、朱子学を学んで文明二年（一四七〇）に帰国したが、応仁の乱の混乱を避け京都には帰着せずに各地を転々とした。文明十年（一四七八）に忠昌に招かれて薩摩に入り、島津一族や家臣、僧侶らに朱子学を教え、朱子学薩南学派の祖といわれた人物である。文明十三年には伊地知重貞と『大学章句』を刊行したが、これは我が国で最初に出版された朱子新註である。忠昌は桂菴を「殊に厚遇し」薩摩に賓客があると必ず逢わせたので「その声誉は京師に迄鳴り響いた」（『五山禅僧伝記集成』）という。

定盛と桂菴に以前から面識があったかどうかは不明であるが、薩摩で定盛と桂菴は親交を持った。文明十八年正月には定盛が桂樹庵(5)を訪れていて、その時に桂菴が贈った元旦の漢詩が残っている。

丙午元旦随例記愚齢

丙午元旦　例に随いて愚齢を記す

三六国豊天一方
暮齢耳順沐春光
幸逢上客来留駕
借問何花似洛陽
　竹田法印、在幕府越年

三六国(6)　豊なり　天の一方
暮齢　耳順　春光に沐す
幸に逢う　上客の来りて　駕を留むるに
借問す　何の花か洛陽に似たる
　竹田法印、幕府にあり越年す

（『島隠漁唱』(7)。訓み下しは大島による）

文明十八年春二月晦日、役目を終えた定盛が薩摩を立った。その別れの席で桂菴玄樹が次の二首の詩を詠んだ。

　送大医竹田公帰京師詩
方術如神来活国
栄旋赫々照江東
天機巧織楓人錦
蛮菓新羞茘子紅
祖席題詩雖待月
官船解纜欲呼風
愧吾塞外無名艸
難入良医荒録中
海外三州都太守
東誅元悪固吾城

　大医竹田公の京師に帰るを送る詩
方術　神の如く　来たりて国を活かし
栄旋　赫々として　江東を照らさん
天機　巧に織る　楓人(8)の錦
蛮菓　新たに羞む　茘子の紅
祖席に詩を題せんとして　月を待つといえども
官船は　纜を解き　風を呼ばんと欲す
愧づらくは吾が塞外　無名の艸
良医　荒録中に入り難きを
海外の三州(9)　都の太守
東のかた元悪(10)を誅し　吾城を固む

心清薬石山川気
夢穏轅門風雨声
医国医人又医病
論天論命却論兵
朝廷若問安辺策
功在皇華誰敢争

心は清し　薬石　山川の気
夢は穏かなり　轅門　風雨の声
国を医し　人を医し　又病を医し
天を論じ命を論じ　却《ま》た兵を論ず
朝廷　若し　安辺の策を問わば
功は皇華に在り　誰か敢へて争わん

（『島隠漁唱』。訓み下しは大鳥による）

玄樹の詩に「官船は纜を解き風を呼ばんと欲す」とあり、定盛は海路をとっている。同年四月四日の『御ゆとの、上の日記』に、定盛が内裏に御まな（魚）を進上した記事があるので、三月中には帰京していた。その後、定盛はこの薩摩下向の紀行文を書いたとみられ、『実隆公記』延徳三年（一四九一）十月九日条に「貞盛法印薩摩下向路次日記仮名、跋書写之遣了」とあるが、残念ながらこの紀行文は残っていない。

医師が要人の治療を依頼されて地方に出向することは以前からあった。『吾妻鏡』建久十年（一一九九）三月には、重病の乙姫（頼朝の姫）の治療の為に京都の丹波時長を呼んだことが記されている[11]。しかし時長は障りがあるとしてなかなか応じてくれず、幕府が働きかけて院宣が下り時長が鎌倉に来たのは二ケ月近く後のことであった。新村拓氏は、この頃は「然るべき医師が関東にいなかったことと、官医が関東への往診をしぶっていたことを推測させる[12]」としている。

その後は徐々に鎌倉に下向する官医も増え、長期に滞在する者も出てくるようになる。嘉禄三年（一二二七）十一月十八日、鎌倉幕府四代将軍頼経が赤斑瘡（あかもがさ。はしか）を病んだが、二十九日には「御不例御減、諸人安堵すと云々。権侍医良基医術を施す効験の故なり」（『吾妻鏡』）と、丹波良基の治療に効果があったとしている。良基や時長の名はこの頃より『吾妻鑑』に度々登場し、御家人三浦泰村の妻の出産に立ち会うなど幕府要人との関係もみられる。嘉禎四年（一二三八）の将軍頼経の上洛には、施薬院使良基朝臣、権侍医時長朝臣が供に加わったが、下向にも二人の名前があり鎌倉まで戻っている。翌延応元年に大宮局（頼経室）が良基宅を御産所として出産しているので、すでにこの頃は鎌倉に居住していたと思われる。[13] ただ、鎌倉に住居を構え幕府の御用を専門に務めていたとはいえ、身分としては官医のままで[14]あるから、長期出向とするべきかもしれない。乙姫が病んだ頃には難しかった遠方への医師の派遣が、普通に行なわれるようになったのである。

こうした幕府と御用医師の関係は室町幕府にも引き継がれるが、ただ室町幕府御用医師となったのは、官医ではなく実力のある民間医であった。その一人が定盛である。甘露寺親長は文明六年正月六日の飛鳥井雅康邸での歌会始めの出席者について、公卿の名前を挙げたあと、

此外武邊之輩、大館刑部丞、小笠原民部、竹田法印昭慶、武田中務大輔入道玄龍、杉原伊賀前司賢盛、同安芸守長恒、（以下略）
（『親長卿記』同日条）

と、定盛を「武辺の輩」と幕府の者として扱っている。定盛が後土御門天皇に寵愛されるようになってからも、幕府御用医師の一人であることに変わりはなく、幕府に命じられ薩摩へ下向することになったのである。

定盛はその後も何度か地方へ下向した。延徳三年四月初旬より六月中旬まで[15]、また明応九年九月中旬から年末[16]まで京都を留守にしている。これらの下向が薩摩行きと同様に幕府の指示によるものかどうかは不明である。しかし期間が二～三ケ月と比較的長期にわたっていることや、出立に際しては暇乞いに内裏へ伺候し、帰京の挨拶もしている。不在の間の事態に備えた準備もしている。単なる物見遊山ではなく、治療を依頼されて下向した可能性が高いと思われる。

幕府による医師派遣は時々行なわれていたようで、定盛以前には義政が板坂宗徳を大内教弘の病に派遣したこと

が『親元日記』寛正六年七月二十六日条に見られる。また幕府による派遣だけでなく、医師が地方の有力者から招請されることもあった。時代は少し下るが『宗長日記』には、大永四年（一五二四）四月京を出立した宗長が、亀山で清宮内卿法印[17]と合流、駿府まで同道したことが書かれている。これは今川氏親の病気治療の為に京都から清宮内卿を招請することになって、宗長に清宮内卿を駿府まで案内するようにとの指示があった為である。清宮内卿は駿府に約二ケ月半滞在して帰京した。宗長はその間、清宮内卿の為に和歌を詠んだり連歌会を興行し、また名所を案内してもてなしている[18]。

こうした医師の地方出向が意味するものについては今後検討する必要がある。幕府は評判の名医を派遣することで、地方の実力者とのパイプを強力にする目的を持っていた。しかしそれだけでなく都の文化の地方への伝播という役割も無視できないのではないかと考えている。

第二節　横川景三と彦龍周興

定盛が帰京して後、横川景三が定盛に贈る漢詩と序を作った。養浩齋というのは定盛の号名である。

依桂菴老人東字韻寄呈養浩齋詩幷序

大医竹田法印、去歳乙巳、官命俄降、遠赴薩州。く太守嶋津公寝疾、諸医拱手、不知所為也。法印当仁不譲、往而治之、太守即日就平。加之、太守所統薩幷日與人国、脉絶復続矣。所謂医人医国者也。明年丙午入洛、東山相公（足利義政）准三宮、喜其来帰、召而入府、診視如旧。可謂栄矣。不啻医門再興於世、而天下大幸也。可賀也。法印東帰之日、有一禅衲曰桂菴者。題詩両篇、以餞其行。吁、桂菴何人也。偶得法印、名聳洛下。孔子曰、君子居之、何陋之有。是桂庵之謂也。卒依其東字韻者一篇、献養浩齋中、以代謁見之資、丹瓜十籠、聊表賀忱云。
君臣有薬医天下、日大薩西京洛東。万巻丹経頭少雪、半杯緑《濁》酒面多紅。准三宮寵今如昔、第一人《流》名月與風。不過瓜時帰亦好、此心収在十籠中。　小補景三　（「補菴京華新集」）(19)

桂菴老人の東字の韻に依り、養浩斎に寄呈す詩ならびに序

大医竹田法印、去歳乙巳、官命にわかに降り、遠く薩州に赴く。薩州の太守嶋津公寝疾するに、諸医手を拱いて、なすところを知らざる也。法印仁にあたりては譲らず、往きてこれを治すれば、太守即日平に就く。之に加えて、太守の統ぶる所の薩（摩）、日（向）、大（隅）の国を併すれば、脉絶えて又続けり。いわゆる人を医して国を医するもの也。明年丙午洛に入れば、東山相公准三宮、その来帰を喜び、召して府に入らしめ、診視せしむること旧の如し。栄と謂うべし。啻に医門の世に再興するのみにあらず、天下の大幸也。賀すべき也。法印東帰の日、一禅衲桂庵と曰う者有り。詩を題すること両篇、もってその行に餞す。吁、桂菴は何人ぞ。偶々法印を得て、名洛下にきこゆ。孔子曰く、君子之に居らば、何の陋しきこと之あらんと。是れ桂菴の謂い也。卒にその東字の韻なるもの一篇に依り、養浩斎中に献じ、以て謁見の資に代え、丹瓜十籠、聊か賀忱を表すという。

君臣薬有り天下を医し、日（向）大（隅）薩（摩）の西より京洛東まで。万巻の丹経頭雪少れに、半杯の緑酒面、紅多し。准三宮の寵、今も昔の如く、第一人の名、月と風と。瓜時を過ぎずして帰るは亦好し、この心収めて十籠中に在り。　小補景三　（訓み下しは大鳥による）

横川景三（一四二九～一四九三）は播磨の人で四歳の時に相国寺常徳院の僧童となった。応仁の乱を避ける為近江に移っていたが、文明四年に京に戻り、相国寺内の小補軒に住んだ。亀泉集証が「横川和尚事慈照相公平生御崇敬事也」(20)と記すように、足利義政の信頼が厚く、外交や文芸の顧問的存在であった。文明十一年には相国寺第七十

九世住持となり、足利義政の寿像に加讃している。その後も相国寺住持を二度任じられ、晩年には鹿苑院塔主として僧録司も勤め、名実ともに五山文学の指導者とされる人物である。文明十三年に定盛の寿像に讃をしていることから、定盛が薩摩に下向する以前から両者には面識があった。薩摩から帰京した定盛が景三に玄樹の「送大医竹田公帰京師詩」を見せ、景三が「依桂菴老人東字韻寄呈養浩斎詩幷序」を贈ったと思われる。景三が定盛の寿像に賀した文明十三年の讃は次のものである。

竹田昭慶法印寿像讃　養浩室名

昔尓祖奉千戸万戸侯、遊於中華親見明朝天子、今吾公襲四品五品爵、出於扶桑特奉日本国王。華冑伝藤原姓、采邑食竹田荘。上薬主命中薬主性下薬主病、君臣佐使壽其脉以居大医院、天統建子地統建丑人統建寅、日月星辰導其気以座養浩堂。走卒児童、誦君實《（司馬光）》者人参甘草、風流文物、累歐陽《（歐陽修）》者牡丹海棠。若論其諸芸多々益弁、雖分及十八一々過当。駆烟雲乎筆端、柳骨顔筋無遺緑髪、捲波瀾乎胸次、魯誥竺墳不足粃糠。鵜本鷺本詠和歌則清風明月、龍韜虎韜陳兵略則烈口厳霜。匣中青萍三尺、床上素琴一張。不啻有文有武而了畢丈夫事、抑亦離俗離真而廻向菩提坊。修黒谷空公《（源空）》之六時、妙蓮華結受牛米、入紫野雲老之丈室、禅本草験安心方。発而中鵠皮肉骨髄、目無全牛肺脾肝腸。譬如洒々落々地衲僧、吟小艶詩挹袂川□茸《（園悟克勤）》、寔非央々羊々底座主、会末後句拍肩周金剛《（徳山宣鑑）》。丹青惟肖拭目快覩、棍白難分信口讃揚。夫是之謂大織冠二十六代之孫、自号過去金粟仏《（維摩詰）》、忍穂耳千五百秋之世、人呼現在瑠璃光、本朝大医竹田快翁元俊法印。今年耳順加一、寿考無疆者也。辛丑《（文明十三年）》臈月吉辰、前相国景三

（『補菴京華続集』[21]。（　）は校注者によるもの）

竹田昭慶法印寿像讃　養浩は室名

昔尓の祖、千戸万戸の侯を奉じ、中華に遊びて親しく明朝の天子に見え、今吾公は四品五品の爵を襲い、扶桑より出でて特に日本の国王に奉る。華冑は藤原の姓を伝え、采邑は竹田荘を食す。上薬は命を主り中薬は性を

主り下薬は病を主り、君臣佐使、その脉を寿いで、もって大医院に居り、天統は子に建し　地統は丑に建し人統は寅に建し、日月星辰　その気を導いてもって養浩堂に座す。走卒児童、君實（司馬光）なる者の人参甘草を誦じ、風流文物、歐陽（歐陽修）なる者の牡丹海棠を累ぬ。若しその諸芸を論ずれば、多々益弁、分ちて一人に及ぶといえども一々過当。烟雲を筆端に駆り、柳骨顔筋は緑髪を遺こすなく、波瀾を胸次に捲き、魯誥竺墳は粃糠にも足りず。鵜本鷺本和歌を詠ずれば則ち清風明月、龍韜虎韜兵略を陳ぶれば則ち烈日厳霜。匣中青萍三尺、床上素琴一張。ただに文あり武ありて丈夫の事を了畢するのみにあらず、そもそも亦、俗を離れ真を離れて菩提の坊に廻向す。黒谷の空公（源空）(22)の六時を修し、妙蓮華は結ぶ受生の果、紫野の雲老(23)の丈室に入り、禅本草(24)は駁あり安心の方。発すれば而ち鵠の皮肉骨髄に中り、目には牛の肺脾肝腸を全うするなし。譬うれば洒々落々地の衲僧の、小艶の詩を吟して袂を川藞苴（園悟克勤）(25)にとり、寔に央々羊々底の座主の、末後の句に会いて肩を周金剛(26)に拍くがごとし。丹青これ肖《に》たれば目を拭いて快観し、梍白分ち難く口に信せて讃揚す。それこれをこれ謂う人織冠二十六代の孫、自ら過去の金粟仏（維摩詰）と号し、忍穂耳千五百秋の世、人は現在の瑠璃光と呼ぶ、本朝の大医竹田快翁元俊法印と。今年耳順に一つを加え、寿考無疆の者なり。辛丑臈月吉辰　前相国景三

（訓み下しは大島による）

五山禅僧の中には、彦龍周興（一四五八～一四九一）のように、患者として定盛に接した者もいた。彦龍の出自は明らかでないが、横川景三の学芸面の門生というべき人物である。玉村竹二氏は景三と彦龍の関係を次のように書いている。

彦龍は、その出自が賤しく、当時その殆どが武家又は公家の子弟によって占められていた五山の雲衲に伍して、往々にして、不当の辱しめを受けたが、横川は深く彦龍の才能を愛し、月翁周鏡と共に、陰に陽に之を庇護し、その才能を十分に延ばすことに助力を惜まなかった。これより彦龍は影の形に添う如く、終始横川の傍を去らず、最も大きな影響を受け(27)（以下略）

彦龍は天才鬼才といわれながら生来病弱で、周囲に惜しまれながら三十四歳で没した。文明十六年（一四八四）二十七歳の頃には胃腸病を患っていたとされる。次にあげる詩と序は、文明十八年以後に定盛の私邸を訪ねた時のものである。序文から彦龍の腹部にはすでに病巣があったことがうかがえる。体調が思わしくなかったが、それを忘れるほどの喜ばしいひとときを過ごしたようである。

寄竹田法印詩并序

本朝盧扁竹田養浩公、去歳□国君命、遠赴海西。意在医人医国、已而民之瘡痍愈矣。所謂不辱君命者耶。及其皈也、桂菴（玄樹）老人、作詩并文、餞公。一時盛事也。予自幼多病、樹立于今者、公之賜也。頃者片魂生腹、諸医拱手。得公於此、如旱天見雲霓焉。一日謁其私第、公款曲慰誘。一談一笑、頓覚沈痾去躰矣。因出示桂庵詩文、且以彩扇一把、麦光二十番為貺。皆出撫愛之余、感荷〻〻、不可不裁謝。卒借桂菴韵、作七八二章、以呈座右。如公之才之美、則児童走卒、誦而知之。桂菴又區〻説項、余猶何贅也、聊為後会之起本耳、一笑。

万里西遊多少難、無人不道待君東。陪談時賜一雙白、酔德猶斟半盞紅。十様蛮牋修鳳日、五明倭扇馭鸞風。洛陽再見老司馬、甘草紫蔘評品中。

草木塞垣皆識名、皈来高価重連城。壺中日月琪花影、座上秋風書葉（焦カ）声。葛井丹成煎北斗、倉地緑浄洗西兵。人才間出如君少、口舌分明非所争。（『半陶文集』[28]）

竹田法印によせる詩并序

本朝の盧扁竹田養浩公、去歳国君の命をふくんで、遠く海西に赴く。意は人を医し国を医するに在り、すでにして民の瘡痍癒えたり。いわゆる君命を辱めざるものなるか。その皈に及んでや、桂菴老人、詩ならびに文を作り、公に餞す。一時の盛事也。予幼きより多病、いまに樹立するは、公の賜也。近頃片魂腹に生ずるに、諸医手をこまねく。公を此に得ること、旱天に雲霓を見るがごとし。一日その私第に謁すれば、公は款曲して慰誘す。一談一笑、頓に沈痾の体を去るを覚えたり。因りて桂庵の詩文を出し示し、かつ彩扇一把、麦光二十番を以て貺となす。皆撫愛の余に出るなり。感荷〳〵、裁謝せざるべからず。卒に桂菴の韻を借り、七八の二章を作り、以て座右に呈す。公の才の美の如きは、則ち児童走卒、誦してこれを知る。桂菴もまた区区として説項すれば、予猶を何をか贅せんや。聊か後会の起本となすのみ。一笑。

万里に西遊す多少の難、人の君の東するを待つと道わざるなし。談に陪して時に賜う一雙の白、徳に酔いなお斟む半盞の紅。十様の蛮牋、鳳を修むる日、五明の倭扇、鸞を馭する風。洛陽に再び見たり老司馬、甘草紫蔘評品の中。

草木塞垣も皆な名を識る、皈り来たれば高価にして連城より重し。壺中の日月琪花の影、座上の秋風書葉の声。葛井[29]の丹なり北斗を煎り、倉地の緑浄く西兵を洗う[30]。人才間出するも君の如きは少なり、口舌分明にして争う所に非ず。

（訓み下しは大鳥による）

こういった漢詩文は対象を誉め讃えるのが常であり、そのまま鵜呑みにすることは出来ないとしても、世間が定盛をどう評価していたかについてはある程度知る事ができる。そのひとつは言うまでもなく、名医としてその医術を高く評価されていたことである。

薩摩では忠昌の病を従軍して治療したことで「病だけでなく国までも救った」と讃えられた。定盛を義に厚い人医として持ち上げることは、結果として、島津の大守忠昌がいかに名君であるかを強調する効果を生じる。当然のことながら『文明記』や『島津国史』はその目的で書かれたものである。島津藩が感謝の気持ちを抱いたのは事実としても、やや誇大評価に感じられる。

横川景三の医師定盛評は当時の洛中での評判に近いものと思われるが、やはりそこには定盛が義政や後土御門天皇主治医であることに対しての配慮が感じられ、儀礼的な感が拭いきれない。一方、彦龍周興の序文からは病に苦しむ周興の息づかいが感じられる。「予幼きより多病、いまに樹立するは、公の賜也」とあるので、彦龍は以前から定盛の治療を受けていたようである。「一日その私第に謁すれば、公は款曲して慰誘す」と私邸を訪れた彦龍を温かく遇する姿に、定盛の人柄が垣間見えるように思う。彦龍は定盛との楽しい会話で「頓に沈痾の体を去るを覚えたり」と、一時的にせよ長い病が去ったかのように感じている。医師にとって大切なことはまず患者の信頼を得ることであり、それは治療の効果にも結びつく。定盛は内裏に胗脈に参内した折に謡を披露することが度々あり、天皇や周りの人々を楽しませたことは第二章第二節で述べた。定盛自身が意識していたかどうかは分からないが、薬や針灸だけでなく、彼の会話や音曲なども治療効果に結びついていたとしたら、やはり定盛は名医というべきであろう。

また定盛が多方面に秀でていたことも確かなようである。景三は「竹田昭慶法印寿像讃」の中で定盛が「若論其諸芸多々益弁、雖分及十人一々過当」と諸芸に通じて人並み以上の知識を持っていて、書は「駆烟雲乎筆端、柳骨顔筋無遺緑髪」と美しく、学は「捲波瀾乎胸次、魯誥竺墳不足粃糠」と深く、歌は「鵜本鷺本詠和歌則清風明月」と清らかな反面、兵略には「龍韜虎韜陳兵略則烈日厳霜」と厳しい考え方も持っていたと述べ、定盛が文武両道に優れていたとしている。彦龍が、定盛の部屋には花も書もあった（壺中日月琪花影、座上秋風書葉声）と書いていることは、定盛が内裏で花を立てた(31)ことにも関連し、この当時に始まった立て花の技術を得ていたことが頷ける。褒め過ぎの部分を差し引いたとしても、その多才な才能は充分に伺えるものである。

第三節　『鹿苑日録』にみる定盛像

『鹿苑日録』は鹿苑僧録の公用日記集である。僧録とは僧侶の登録・住持の任免などの人事を統括する役職で、臨済宗の事実上の最高機関である。京都相国寺塔頭の鹿苑院の初代院主である絶海中津（一三三六～一四〇五）が僧録に任じられたことから、以後鹿苑院主が僧録を兼務するようになり、鹿苑僧録と呼ばれるようになった。

景徐周麟（一四四〇～一五一八）は明応四年（一四九五）に相国寺に入院し、翌五年に鹿苑院に移り鹿苑僧録となった。『鹿苑日録』の中の景徐周麟の記載部分には、明応八年頃より定盛のことが書かれるようになり、この頃よりつき合いがあったことが分かる。この時定盛は七十九歳、周麟は六十歳であった。その最初と思われるのは明応八年（一四九九）四月二十九日の次の記事である。

竹田法印来。献一緡。牛黄円百粒。蓋賀住院也。因曰。有季子今年六歳。礼師以為弟子者也。来月則五月也。今日来而定焉。留而侑夷酒。話及諸芸。聡明過人。曰關山派也。[32]（以下略）

この日定盛は六歳になる末子[33]を周麟の弟子にするために、金子と牛黄円を携えて鹿苑院を訪れた。周麟は酒でもてなして「話は諸芸に及」び、「聡明人に過ぎ、関山派と曰う也」と定盛を評した。翌二十日は周麟が定盛を訪ね、医書のことにまで話題が及び、以後親しい付き合いが始まった。例えば、明応八年七月四日に周麟が「瓜五十個」を定盛に届け、同二十六日には定盛が「加味流気五十包」を周麟に贈り、翌月二十三日は周麟が「木練一折」を定盛に贈るといった具合である。その後も定盛から度々薬を贈られることに対して周麟は、

今朝演服竹田法印所恵人参散。至此得百三十服云爾。吁恩哉。為予所献牛黄円二百粒。至此得三百粒也。復始見恵潤体円者五貝也。

（『鹿苑日録』明応八年九月二十五日条）

と、日録に感謝の気持ちを記している。定盛にとっては周耆が世話になることに対する礼であったかもしれないが、周麟はうれしかったのだろう。薬は当時の上流階層にとって貴重な贈答品であったからである。明応九年三月十八日条には「余今夜腹不痛。蓋自昨日早晨。服竹田法印牛黄円者数多以故也。可喜矣」とあり、定盛の進呈した牛黄円のおかげで腹痛が起こらなかったことを喜んだ。

定盛と周麟のつきあいは物品の贈答だけではなかった。明応九年三月二日には、

赴竹田法印之招。会者七員。飯川彦九郎来陪食。薬師寺《(寺カ)》公于坐。南都律而法印之子也。諸童挙室以会。作肉以食之。齋罷。法印歌且舞。撃鼓吹尺八。八十老翁強健絶人。可喜矣。欲立者三度。見肘以留也。予帰後。諸僧尚留焉。（『鹿苑日録』）

と定盛の招きに応じ、食事と歌舞を楽しんだ。定盛の子である薬師寺も同席し、定盛は「歌且舞。撃鼓吹尺八。八十老翁強健絶人」という元気さをみせ周麟を驚かせた。同三月三十日には周麟が定盛を招いている。

定盛が自身を「関山派」とした関山とは、臨済宗妙心寺開山の関山慧玄（?～一三六〇）をさす。定盛と「関山派」の関係については、『鹿苑日録』のこの一ケ所だけで他の史料にはみられず、定盛と関山派がどの程度のかかわりであったのかは明確でない。『鹿苑日録』の原本は関東大震災で大部分が焼失し、東京帝国大学史料編纂所々蔵の謄写本を定本としているが、謄写本には誤写が多いとされている[34]。しかし周麟の「日關山派也」との記述は無視できるものではなく、定盛と関山派にはどこかで接点があったと考えられる。

日本の禅宗は鎌倉時代に、栄西が宋で学んだ臨済宗を伝えたのが始まりとされている。日本に伝わった禅宗は多くの宗派に分かれたが、その中では臨済宗が最も大きく飛躍した。

臨済宗は高峰顕日（一二四一～一三一六）の仏国派と、南浦紹明（一二三五～一三〇八）の大応派とに大きく別れる。室町時代になると高峰顕日の法嗣である夢窓疎石（一二七五～一三五一）の夢窓派が、五山・十刹・諸山の官寺制度と結びついて五山の主導権を持つようになった。それは足利氏が夢窓疎石に帰依したことによるものであり、権力者を背景に持った禅僧によって五山文学の隆盛がもたらされたのである。一方で大応派は五山の支配を受けることなく、修行を中心とした本来の禅を守り続けていた。

花園天皇（一二九七～一三四八）は南浦紹明の後を継いだ宗峰妙超[35]に深く帰依し、宗峰が臨終を迎えた時に「今

後は誰を師とすればよいのか」を尋ねた。

国師対えて曰く、我が付法の諸子の中、唯慧玄蔵主のみ、実に吾が道髄を得たり。（『正法山六祖伝』）[36]

弟子の中で慧玄のみが道髄であるとする宗峰の答えを得て、法王は花園離宮を禅寺妙心寺として関山慧玄を開山に迎えたという。この頃の関山派については、加藤正俊氏『関山慧玄と初期妙心寺』に詳しい。同書によると、関山は「世縁の粘着を嫌い隠遁の生涯に終始した禅匠であり、自らの意思で自らの頂相、語録、筆跡、行録など、伝記の手がかりとなるようなものを殆ど遺さ」[37]なかったという。こうした関山の禅風は権力に媚びることなく引き継がれ、現在の臨済宗最大の教団はこの関山の流れをくむ妙心寺派である。

しかし草創期の妙心寺派は必ずしも順調というわけではなく、華やかな五山に比して存続すら難しい時期があった。応永の乱に謀反人大内義弘が、妙心寺住持の拙堂宗朴と親しかったことで足利義満の怒りを買い、応永七年（一四〇〇）に妙心寺は取り潰され断絶してしまう。その後永享四年（一四三二）になってようやく敷地の一部が返され、妙心寺の再興が始まった。

妙心寺の再興には、関山派の外護者であった細川京兆家（管領家）の力が大きく働いている。管領細川持之は日峰宗舜[38]に帰依し、持之の嫡子勝元（一四三〇～一四七三）も龍安寺を創建して初代住持に義天玄承[39]を迎え、義天の没後は雪江宗深[40]を迎え深く帰依した。関山派が妙心寺教団として再興する過程において、外護者としての持之、勝元親子の力が大きかったことは言うまでもない。

勝元は和歌・絵画に優れ、医学にも詳しく医書『霊蘭集』を著している。定盛が幕府と関係の深い医師であれば細川家とも親交があって当然で、そこに定盛と関山派の接点があった可能性がある。

他に関山派との接点で重要と思われることは、定盛が一休宗純（一三九四～一四八一）に参じたことである[41]。但し一休は関山派ではない。花園法王が深く帰依した宗峰妙超が開山した大徳寺は、宗峰の法嗣である徹翁義亨が第一世住持となり、一休はこの法系につながる徹翁派である。[42] しかもこの時期の徹翁派と関山派には、どちらが宗峰妙超の正系であるかをめぐって深い確執があったとされている。[43]

しかしながら一休自身には関山派との関わりがある。『一休和尚年譜』[44] によると、一休は六歳で安国寺に入り、天竜寺を経て、十三歳に建仁寺知足院の慕哲龍攀の下で作詞の法を学んだ。その後、十七歳（応永十七年）に清叟師仁に師事し、ほぼ同じ頃に西金寺の謙翁宗為の室に入った。謙翁は関山派の高僧で「知見は明発、家風は高尚で、本物の修行僧には心を開いて大事を示し、かたちだけあちこち渡り歩いている偽坊主は罵倒した。資質において水準を超えた者でなければ入門することが出来なかったが、一休は久しく師事して指導をうけた[45]」という。『一休和尚年譜』応永二十年に、「師二十歳、為謙翁一日師に謂いて曰く、吾が蘊（大烏注、奥義の意）は已に子に傾倒す、然れども吾れに左証無し、故に汝を証せず、其れ為宿徳に器許せらるること此くの如し、翁は因無因に承く、本色の古衲子也謙遜して左券を辞するを以ての故に無因が謙翁と称す」と伝えている。[46] 翌年に謙翁が没した時、目標を失った一休は入水自殺を図っている。しかし未遂に終わり、その後、近江堅田にいた華叟宗曇（徹翁派）のもとに入門した。

『一休和尚年譜』は「一休の弟子達が一休の没後に編集したものであるが、一休を偉大化しようとするあまり、兄弟子の養叟や関山派の人びとを必要以上にこきおろすという実に癖の強いものである[47]」とされるが、謙翁に関しては好意的である。それは一休自身が謙翁を通して関山の禅風に理解を示していたからだと考える。

関山慧玄には「一門を組織化し教団化していくような意図は毛頭なかった[48]」ので、初期の妙心寺住持には印可状が無かった。『一休和尚年譜』は、謙翁が師の無因宗因からの印可状を断ったとし、同様に一休も華叟が与えようとした印可状を断ったと伝えている。一休が印可状に重きを置かなかったという点に、初期の関山派禅風の影響を感じるのである。

大徳寺はもともと皇室との関係が深い禅寺である。それは大徳寺の住持は天皇の勅許で任命されるからで、幕府に管轄される五山とは異なっている。後小松天皇の落胤であった一休自身も皇室とは深い関係をもっていて、称光天皇の後、伏見宮家から後花園天皇が誕生したのは一休の推挙であるという。永享五年、後小松院は一休に「国祚陰翼は師の本職にして朕の言に在らざる也」と言葉をかけて崩御し、後花園天皇も一休と深いつながりを持ったと『一休和尚年譜』は伝えている。一休は文明六年に後土御門天皇の綸旨により大徳寺四十七世住持となった。定盛が後土御門天皇に寵愛され、内裏に深く出入りしていたことは第一章で述べた。定盛が一休を通して関山派の禅風に親しんだ可能性はある。しかし定盛が関山派であるとする確証はなく、今後の課題であると考えている。

注

(1) 忠昌は父島津立久の死で十二歳で家督を継いだが、度々の内乱に悩まされた。学問・文化面に優れ、薩摩に桂菴玄樹を招き薩南学派の基礎を築いた。この当時はまだ武久と称していたが、本書では忠昌で統一する。
(2) 『文明記』は、伊地知季安編『薩藩旧記雑録』出版者不明、一八八〇年写(前編巻四十 自文明十六年至文明十八年)に収載されているものより引用した(以下同じ。「 」内は校注者によるもの)。
(3) 山本正誼編『島津国史』巻之十二円室公(島津家編輯所、一九〇五年。以下同じ)。
(4) 玉村竹二『五山禅僧伝記集成』(思文閣出版、二〇〇三年三月。以下同じ)一四一頁。
(5) 桂菴が薩摩田之浦にむすんだ庵。島陰寺ともいう。
(6) 三六国は九州(三プラス六)をさしている。
(7) 『島隠漁唱』(『続群書類従』巻第三百三十六。以下同じ)。
(8) 人に形が似たこぶのある楓の老木のこと。
(9) 薩摩、日向、大隅の三国。
(10) 日向の伊東氏をさす。伊東氏は長年島津氏と抗争を繰り返していた。
(11) 『吾妻鑑』建久十年三月十二日条に、

姫君日を追ひて憔悴したまふ。これによつて療養を加へたてまつらんがために、針博士丹波時長を召さるるのところ、しきりに固辞し、あへて仰せに応ぜず。件の時長、当世名医の誉あるの間、重ねて沙汰あり。今日専使を差し上さる。なほもって障りを申さしめば、子細を仙洞に奏達すべきの旨、在京の御家人等におおせらると云々とある。時長は五月七日になってようやく鎌倉に来て治療にあたった。鎌倉では北條時政らの饗応をうけ多くの禄を賜り帰京した。しかし乙姫はその四日後に没している。貴志正造訳注『吾妻鑑』（新人物往来社、一九七六年十一月。以下同じ）。

(12) 新村拓『古代医療官人制の研究』（法政大学出版局、一九八三年四月）三一〇頁。

(13) 『吾妻鑑』延応元年（一二三九）十一月二十一日条。

(14) 良基は仁治元年九月八日に伊豆の温泉で没したが、『吾妻鑑』同日条には「施薬院使正四位上丹波朝臣良基卒す。年五十五」としており、鎌倉在住であっても身分は官医のままであった。

(15) 定盛は延徳三年四月六日、京都を留守にすることを内裏に伝えた。その際に極楽院月海（医師、定盛の子）を同道して御不予があった場合に備えている。下向先は不明であるが、帰京後の六月十九日に土産を内裏に持参した。その際、天皇は定盛に対面し三献を賜った。『御ゆとの、上の日記』同日条。

(16) 定盛は明応五年九月十五日に田舎へ下向することを内裏に伝えた。十二月晦日には多くの阿波の土産を内裏へ進上しているので、行き先は阿波と思われる。『御ゆとの、上の日記』同日条。

(17) 清宮内卿は寛正四年、春阿弥が重病に陥った時に集められた洛中の名医の一人である。清宮内卿の名前は寛正四年（一四六三）より慶長三年（一五九八）の長期にかけてみられるので、三代から四代に渡ると思われる。『蔭涼軒日録』長享二年（一四八八）八月二十四日条に清法印逝去の記事があるので、宗長と同道したのは二代目あるいは三代目と思われる。増補続史料大成『蔭涼軒日録』（臨川書店、一九五三年十一月。以下同じ）。

(18) 宗長が清宮内卿を駿河へ同道したことについては、鶴崎裕雄『戦国を往く連歌師宗長』（角川書店、二〇〇〇年六月）一六九～一七三頁に詳しい。

(19) 「補菴京華新集」（玉村竹二編『五山文学新集』第一巻、東京大学出版会、一九六七年三月）。

(20)『蔭涼軒日録』延徳二年十一月五日条。
(21)前掲注(19)。
(22)浄土宗の開祖法然。諱は源空。比叡山黒谷で修行した。
(23)一休宗純。狂雲子と号す。紫野は京都市北区の地名であるが、この場合は大徳寺をさす。
(24)小曾戸洋氏によれば、『禅本草』とは、
盧山の恵日雅禅師の著になる禅書で、本草書の書式を擬して禅の義を述べたものである。同書は『説郛』などに収録され、湛堂準禅師の『炮炙論』とともに当時禅界で行われたらしい。その来歴と内容の一端は『桃源史記抄』(一四五五~六〇成)にみえている。(小曾戸洋『中国医学古典と日本』塙書房、一九九六年二月、二二五頁)
とされるものである。
(25)園悟克勤(一〇六三~一一三五)中国、宋代の臨済宗楊岐派の僧。四川省崇寧出身。五祖法演の弟子となりその法を嗣ぐ。「雪竇頌古」に垂示・著語・評唱を付して「碧巖録」を著した(『日本国語大辞典』)。圜悟は圜悟克勤のあだ名。
(26)徳山宣鑑(七八〇~八六五)のこと。中国唐代の禅僧。若くして仏道に入り、諸経論を学び、律蔵を究めた。
(27)「彦龍周興解題」(玉村竹二編『五山文学新集』第四巻、東京大学出版会、一九七〇年三月)一二八六頁。
(28)「半陶文集」同右、一〇三九頁。
(29)葛洪(二八三~三四三頃)。中国、東晋の道士。字は稚川、号は抱朴子。栄利を望まず、神仙道を修行。晩年は羅浮山に入り、錬丹と著述に専念。著「抱朴子」「神仙伝」(『大辞林』)。
(30)倉地は漢の王莽の死所。王莽は日本でも姦臣の代表とされていることから、忠昌が反乱軍を平定し、定盛の医術がそれを助けたことを意味している。
(31)『御ゆとの丶上の日記』文明十六年九月十一日、十六日、十二月四日、同十八年八月十九日。
(32)辻善之助編『鹿苑日録』(続群書類従完成会、一九三四年六月。以下同じ)。
(33)この子供は翌年に喝食となり、周麟が周耆という名前を贈っている。

(34)『鹿苑日録』の原本は東京帝国大学附属図書館に所蔵されていたが、関東大震災で大部分が焼失した。本書の明応八年部分も原本が焼失し、謄写本に基づいている。『鹿苑日録』の凡例によると、『史料編纂所々蔵ノ謄写本ハ誤写少カラズ」とあるが、謄写本以外に史料が無いのが現状である。

(35)宗峰妙超（一二八二〜一三三七）は鎌倉時代末期の臨済宗の僧で、一般に大燈国師と呼ばれる。大徳寺開山。後に門派から一休禅師や沢庵禅師が出た。大応派法系については系図を参考とされたい。

大応派法系図（略図）

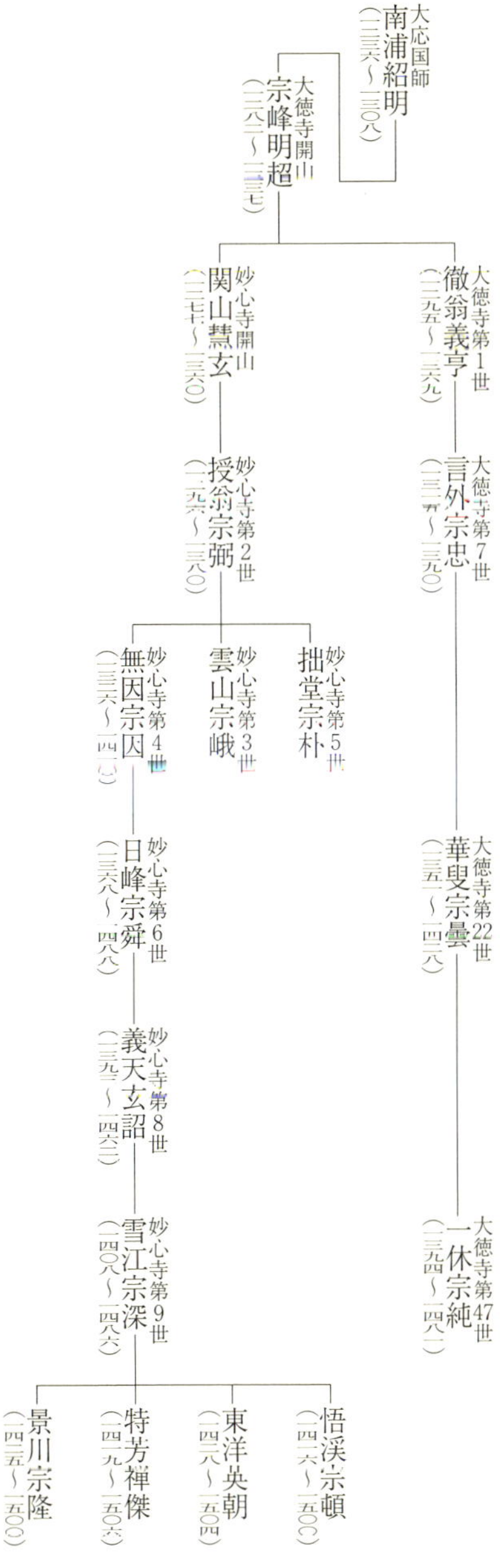

(36)『正法山六祖伝』は妙心寺派の六祖の伝である。雪江宗深（妙心寺九世）が応仁元年より五祖伝をまとめていたが、その没後に弟子の東陽央朝が雪江伝を加えて明応六年に編纂脱稿したものである。原漢文。本書は加藤正俊氏による訓み下し文より引用した。加藤正俊『関山慧玄と初期妙心寺』（思文閣出版、二〇〇六年一月）三七頁。

(37)同右、四頁。

(38) 妙心寺第六世（一三六八～一四八八）。永享四年に妙心寺の敷地の一部返還された時に上洛し、妙心寺再興のために尽力した。文安四年には関山派としてはじめて大徳寺出世を果たした。日峰は細川持之の臨終の場に招かれ、持之の「生死到来す、如何が回避せん」という問いに、日峰が「本来生に生無く、死に死去無し。更に甚什の回避とか説かんや」と答え、「持之はそれを聞き得て合掌瞑目して化した」という。同右、一九九頁。

(39) 妙心寺第八世（一三九三～一四六二）。

(40) 妙心寺第九世（一四〇八～一四八六）。強力な組織力で妙心寺再興を押し進め、今日の妙心寺派教団の基礎を築いた。

(41) 横川景三「竹田昭慶法印寿像讃」。定盛が一休の徒であったことは玉村竹二氏も指摘している。玉村竹二「日本中世禅林に於ける住持制度の諸問題」（石川力山他編『禅とその歴史』ぺりかん社、一九九九年八月）二一三頁。

(42) 一休の法系は、宗峰妙超（大徳寺開山）、徹翁義亨（大徳寺一世）、言外宗忠（大徳寺七世）、華叟宗曇（大徳寺二十二世）、と続く。一休自身も文明六年に後土御門天皇の勅命により四十七世大徳寺住持に任じられている。一休は入寺と同時に退院し、大徳寺には住まなかったが、大徳寺の復興には尽力したという。

(43) 加藤正俊「大燈派下の正系をめぐって―徹翁派と関山派の確執―」（『禅文化研究所紀要』六号、一九七四年五月）

(44) 今泉淑夫校注『一休和尚年譜』（平凡社東洋文庫、一九九八年。以下同じ）。

(45) 『延宝伝灯録』巻二十八、同右、四三頁より引用。原漢文。

(46) 『一休和尚年譜』（前掲注（44））六三頁。

(47) 平野宗浄「雪江宗深禅師の禅風」（『禅文化』一一六号、一九八五年四月）二七頁。

(48) 加藤正俊『関山慧玄と初期妙心寺』（前掲注(36)）一九〇頁。

第五章　定盛作の能《善界》

定盛が有能な医師であっただけでなく、謡や太鼓などの芸能を得意とし、和歌や連歌などの文芸にも親しんでいたことは、いままで述べたように『御ゆとの丶上の日記』や『実隆公記』などで明らかである。定盛の才能については横川景三が、

走卒児童、君實なる者の人参甘草を誦じ、風流文物、欧陽なる者の牡丹海棠を累ぬ。若しその諸芸を論ずれば、多々益弁、分ちて十人に及ぶといえども一々過当。烟雲を筆端に駆り、柳骨顔筋は緑髪を遺こすなく、波瀾を胸次に捲き、魯詰竺墳は粃糠にも足りず。鵜本鷺本和歌を詠ずれば則ち清風明月、龍韜虎韜兵略を陳ぶれば則ち烈日厳霜。匣中青萍三尺、床上素琴一張。

（「竹田昭慶法印寿像讃」前掲一〇四頁）

と書いている。すなわち「使走りの子供も歴史家司馬光が人参甘草を誦じるように、風流文物の詩文に優れた欧陽修が牡丹海棠に関する記述を累ねるように、（定盛が）諸芸を論じたならば非常によく知っていて、十人の専門家に分けたとしてもいずれも標準を超える程の知識である。定盛は、柳公権や顔真卿の書体を黒髪一本ほどの細かい所も残さない程の美しい書体の字を書き、胸の中には様々な想いが巻き起こって魯詰や竺墳が粃糠かと思われるほどの文章を書いた。鵜本鷺本のように和歌を詠めば清風明月のように清らかで、龍韜虎韜のように兵略を論じれば烈日厳霜のように厳しい。小箱には三尺の名剣、床には素朴な琴が一張」あると、文武両道に優れていると誉めた。また義政も「医師竹田宮内卿能芸弁説。当時是出群」と定盛を評している。[1] しかし実際に彼の作品として残されて

いるものは極めて少ない。その中で幸運にも定盛の作品として現在まで残されているものに、能《善界》がある。

能勢朝次氏『能楽源流考』の「演能曲目調査資料」[2]によると、《善界》には天文三年（一五三四）から慶長七年（一六〇二）の間に四十四回の演能記録がある。この数は他の天狗の能（鞍馬天狗十五回、車僧七回、大会二十一回）に比べるとはるかに多く、資料が石山本願寺関係に偏ることを差し引いてもかなりの人気曲であったと考えられ、現在も度々上演されている[3]。しかし定盛は謡を好んだとはいえ、能の世界の人だったわけではない。いわば素人である医師の作品が、時代を越えて愛されてきたということである。

粗筋は「大唐の天狗善界房が仏法妨害のため日本に飛来、愛宕山の太郎房と相談して、日本の天台山である比叡山に向かうが、飯室の僧正の祈りで現れた不動明王や山王権現に追い払われる」という仏法讃美の内容である。横川景三は定盛について、

ただに文あり武ありて丈夫の事を了畢するのみにあらず、俗を離れ真を離れて菩提の坊に廻向す。黒谷の空公の六時を修し、妙蓮華は結ぶ受生の果、紫野の雲老の丈室に入り、禅本草は験あり安心の方。

〔「竹田昭慶法印寿像讃」〕

と、ただ単に文武両道を備えて男子としての事を終えただけでなく、浄土宗や禅宗を学び、仏教に深く心を寄せていたとしている。《善界》のような仏法讃美の能を作ったことは、そういった定盛の心のあり方にも関係していると思われる。

第一節　《善界》と「是害房絵」

《善界》に先行する作品としては『真言伝』巻五慈忍伝の「唐天狗渡日本事」、『今昔物語集』巻二十「震旦の天

狗智羅永寿、本朝に渡来の語第二」、また「是害房絵巻」などがあげられている。この「是害房絵巻」は『今昔物語集』巻二十の第二話を絵巻化したもので、多くの異本が見つかっているが、[4]現存する中で最も古いとされるものは鎌倉末期成立の曼殊院本である。この絵巻は時代とともに潤色され「是害房絵巻」「是害房絵詞」「善界房絵」など様々に呼ばれているが、本書では「是害房絵」と総称し、必要に応じて諸本の名を付記することとする。

《善界》がこれら先行するものの中で何を典拠としたかについては、播摩光寿氏[5]や天野文雄氏[6]が詳しく述べている。すなわち『真言伝』や『今昔物語』の天狗説話を背景にしているが、直接的には「是害房絵」を典拠としていると考えるのが現在の通説である。曼殊院本「是害房絵巻」には詞書だけでなく、登場人物の絵に絵詞（セリフ）が添えられていて、現在の劇画にも通じる。絵巻そのものがすでに演劇的要素をもっていることから、舞台化がしやすい作品であったということができる。

「是害房絵」曼殊院本の粗筋は「（上巻）村上天皇の頃に、大唐の天狗是害房が日本の徳ある僧の出離を妨げるために日本に来て、愛宕山の日羅坊に会い先達を頼む。是害房は老法師に姿を変えて、最初に余慶律師に挑もうとするが、現れた火輪に驚いて逃げてしまう。次に尋禅飯室の権僧正に出会うが、やはり現れた金迦羅童子と制多迦童子に追われ、背を激しく打たれてしまう。是害房は散々な目にあって恥をかいたままでは国に帰れないと思う。しかし日羅坊から余慶律師や尋禅飯室の権僧正の徳の高さを聞かされ、そこにやって来た平山大天狗と聞是房も是害房を諫めるので、是害房は日本の高僧を調伏することを諦めた。ところが天台座主慈恵大師が叡山から下るのに出会ってしまい、見とれていると、先払いの天童に見つけられてしまう。天童達は老法師の本性を見抜いて、是害房に縄を掛け打ちのめし散々に痛めつける。（下巻）瀕死の是害房は日本の天狗達に助けられ担架で運ばれる。薬湯で治療したいと願うが、魔性の者は有名な温泉には入れない。そこで賀茂の河原に温室を作って湯治をする。七日程で元気になった是害房は、唐に帰国することになる。是害房の送別会が開かれ、皆が和歌を詠んでそれぞれの本所に帰った。」というものである。

《善界》と「是害房絵」を比べてみると、「育王山、青龍寺、般若台」などの固有名詞が重なっている。また《善界》で善界房が不動明王の功徳について語る部分は、

それ明王の誓約まち〳〵なりといへども、その利益余尊に越え、まさしく火生三昧に入り給ひて、一切の魔軍を梵焼せり。外には忿怒の相を現ずといえども、内心慈悲の御恵み、凝念不動の理を顕し、但住衆生心想之中、げにありがたき悲願かな。[7]

となっていて、横に傍線をした部分は「是害房絵」の詞書をそのまま組み合わせて使っている。他にも重なる部分が何ケ所かあることから考えると、定盛が「是害房絵」を直接見ていたことは間違いないことである。

この時代、皇族、公卿や武家の間では、手に入れた絵や絵巻などの美術作品をお互いに見せあったり、写したりすることがよく行なわれていた。[8] 当時の日記の中には「是害房絵」についての記事もみられる。万里小路時房の日記『建内記』の嘉吉元年（一四四一）四月二十八日条には、

中山宰相中将送使云、何にても絵可進覧、雖狂絵可進之由被仰所〻之由也、仍是害房絵、不顧比興左道之物付使送之、余〻不可説也、進上事可相計哉之由示了、

と、狂絵といえども主上が叡覧を望まれるので、時房が是害房絵を進上するようにしたことが書かれている。この記述から、当時の「是害房絵」に対する認識は狂絵で、面白いものであるが邪道のものと考えられていたことが伺える。

『看聞日記』嘉吉三年（一四四三）四月二十三日条にも、

室町殿絵一合入見参。天狗鬼類絵。是容房絵。蝦蟆絵上下。狂言絵等五巻。

の記述があり、このあと同日に中原康富が論語談義に参上したことも記されている。康富はこの頃伏見殿で時々講

釈をしていた。『康富記』によると、康富自身も何度か絵巻を見たり借りたりしているので[9]、この日に室町殿が見た絵についても話題にのぼったと思われる。

定盛もこの頃から康富の講釈に参加しているので[10]、「是害房絵」との接点はあった。ただ当時二十代前半であった若い定盛が、この時に「是害房絵」を見ることができたかどうかはわからない。しかし後年には定盛自身も信濃諏訪社絵巻を叡覧に供しているので[11]、こういった文化を共有する人々の輪の中に彼がいたのは確かである。高名な医師であり文化人であった定盛には「是害房絵」を見る機会が必ずあったはずで、その経験が「善界」の制作に結びついたと思われる。

だからといって定盛は「是害房絵」をそのままコピーしたというわけではなく、演劇化するための工夫を随所に加えている。例えば「是害房絵」は最初の部分で、唐より飛来した是害房が震旦は仏法の霊地が多いので、

有験威徳ノ僧、其数ヲ不知、而ラハ、我等カ凌セヌ僧、一人モナシ。

サレハ、日本ハ小国辺卑ノ境ナレトモ、仏法東漸ノ国ナレハ、日本定メテ、有智有行之僧モアルラン、且ハ行徳ヲモ推計、且ハ出離ヲモ、サマタケントテ、来レル也[12]。

と傍線のように、大唐の有験威徳の僧を一人残らず降伏させたと天狗の力を自慢し、自分は修業を積んだ僧の出離を妨げるために日本に来たとしている。

一方、《善界》は最初の部分で、

少しも慢心の輩をば、皆わが道に誘引せずといふ事なし

と慢心した者を天狗道に誘引すると述べ、天狗と慢心の関係をはっきりと指摘している。これは曼殊院蔵「是害房絵」が成立した鎌倉時代と、室町時代の天狗認識に差があったからではない。「是害房絵（下）」には、

我等大乗・秘密ノ教ヲ受テ、無上甚深ノ行ヲ、修スト云ヘトモ、教ノ堆ヲ執シテ、一念ノ慢心ヲ起スカ故ニ、

聊此道ニ趣テ、且ク生死ニ留レリ

とあり、傍線の部分から絵巻成立の頃にも「天狗は慢心の結果陥るもの」と認識されていたことが分る。竹田定盛は名ノリの為に、天狗という存在の属性を短く適切に表現したのである。

絵巻の是害房が、余慶律師を天狗道に引き込もうと伺っていると、

鉄火輪、輿ノ前ニ現シテ、飛ケルカ、是害房ヲサシテ、カヽリケレハ、……

羽ヲモ焼候テハ、飛行、心ニマカセスシテ、本国ニ帰ヘリカタク、

と、現れた鉄火輪で羽を焼かれては自国に帰れなくなるとその場から逃げ出してしまう。尋禅飯室の権僧正の場合にも、

金迦羅、制多迦ノ二童子現シテ、コノ是害房ヲ追ケレハ……

背ハウタル、様ニ候ツレトモ、カラウシテ逃ノヒテ、虎口ヲ、遁レタル心地シテ、アマリ苦シク侍ル。

と、恐ろしさのあまりに震え上がるという情けない姿を曝している。そのあげく天台座主慈恵大師の童子達には、天狗であることを見抜かれて、

追取テ、其身ニ縄ヲツケ、ヒコハリテ、乙護法、若護法ヲ、ハシメトシテ、ケタリ、フウタリ、散々ニ、ナフリステ……

と、散々な目に遭う。是害房は、

仏法修行ノ為ニ来タル老法師ヲ、イカナルツミニテ、カクハセラテ候ヤラム、仏法守護ノ童子達、無下ニ慈悲カケテコソ、オホヘ候へ。

と、自分のことは棚に上げて童子達に抗議するのである。そして、

五体皆砕テ、今ハイキヌヘシトモ覚ス、三百余歳ノ老ノ恥日本ニ渡テ、カキ極候ヌ……　今一度、本国へカ

ヘラハヤト存候ニ、若湯治ナトヲシテ、身モヤ、タスカリ候ト存候。

と、瀕死の状態になった是害房は湯治をして助けて欲しいと泣きつく始末であった。

僧衣を剥がれた裸の是害房は、日本の天狗の眷属に担架で運ばれ賀茂の川原で湯治をするが、絵巻にはその姿が面白く描かれている。曼殊院本「是害房絵」の挿絵には不思議な魅力があり、痛めつけられた是害房の哀れさ惨めさを、この絵はうまく表現しているように感じる。このように「是害房絵」に描かれているのは哀れで滑稽な天狗の姿であって、その不甲斐なさに笑いを誘ったり同情を感じても、威厳や知性は感じられない。

「是害房絵」に登場する三人の高僧は実在の人物である。余慶律師（九一九〜九九一）は筑前国早良郡に生まれで第二十代天台座主で、尋禅飯室の権僧正（九四三〜九九〇）は右大臣藤原師輔十男で母は雅子内親王、第十九代天台座主となった人物である。天台座主慈恵大師（九一二〜九八五）は、良源（慈恵は諡）で近江国浅井郡に生まれ、第十八代天台座主となっている（以上は『国史大辞典』より抜粋）。定盛は《善界》を作るにあたって、「是害房絵」の下巻の傷ついた是害房が湯治する部分以下をすべて切り捨てた。また高僧三人のなかで最も身分の高い尋禅飯室の権僧正一人を選び、そこに日本の仏法の威力を集約させた。尋禅の父師輔には多くの子があり、尋禅の弟の公季（閑院家流祖）の家系は、竹田家の先祖である藤原公定（清水谷流）の家系に繋がっている。定盛は竹田家に関係のある尋禅飯室の権僧正を選んだのであり、そこには自身の家系に対する意識も当然あったと思われる(13)。

そして是害房には「仏法を妨げ高僧を天狗道に誘い込む」という天狗本来の使命に加えて、心の迷いを持たせることで絵巻とは異なる天狗像を造りあげたのである。すなわち不動明王の功徳を述べたあと、

しかりとはいへども、輪廻の道を去りやらで、魔境に沈むその歎き、思ひ知らずやわれながら、過去遠々の間に、さすが見仏聞法の、その結縁の功により、三悪道を出でながら、尚も鬼畜の身をかりて、いとど仏敵法敵となれる悲しさよ。

と、仏道に縁を結び修業を積んだ功徳で三悪道は逃れ出たものの、鬼畜の姿で仏敵法敵となった我が身を悲しむのである。そして、

今此事を嘆かずは、未来永々を経るとても、いつか般若の智水を得て、火生三昧の焔を遁れ果つべき。

と、天狗の身であることを嘆き、仏に帰依しなければ、決して悟りを得ることも火生三昧の焔からも逃れられない、と分かっていながら、

世の中は夢か現かとも、夢ともいさや白雲の、か丶る迷ひを翻し、帰服せんとは思はずして、いよいよ我慢の旗矛の、靡きもやらでいたづらに、行者の床を窺ひて、降魔の利剣を待つこそはかなかりけれ。

と、仏敵になる迷いを捨て仏に従おうとは思わずに修行者を狙って、結局は仏法の威力に処断される宿命の自分をあわれと思う。ここには『古今集』巻十八雑歌下（よみ人しらず）の「世の中は夢かうつつかうつつとも夢ともしらず有りてなければ」を引いている。そして宿命に逆うことなく、天狗のさだめに従って仏法に挑みかかるが、飯室権僧正の「聴我説者得大智慧、吽多羅吒干満」の呪文に現れた不動明王と、それに従う矜羯羅・制多迦童子や十二天、また山王権現ら東西南北に現れた諸神の前に力つきて、

かほどに妙なる仏力神力、今より後は来るまじと、言ふ声ばかりは虚空に残り、言ふ声ばかり虚空に残って、姿は雲路に入りにけり。

と、悄然と雲の中を去って行くのである。

ここに描かれる天狗善界房は、外見は異類であってもその心は異類とは言えない。人間的な深い苦悩を背負うその姿には、知性や威厳すら感じられるのである。このような天狗像は「是害房絵」には存在していなかった。定盛は「是害房絵」に題材を求めたが、「狂絵」「比興左道の物」に留まるのではなく、全く新しい解釈の天狗像を作り上げたといえる。

《大会》《車僧》にも個性ある天狗が登場する。《大会》の天狗は、命の恩人の僧に「釈迦如来が霊鷲山で説法した有様」を再現して見せた。天狗は「真似事であるから決して尊いと思わないでくれ」と念を押すが、あまりにありがたい有様を見て僧は思わず合掌してしまう。怒った帝釈天が現れて天狗の魔法を打ち破り、天狗は恐れて岩洞に逃げ込んでしまった。報恩の心で行なった天狗の仕業は滑稽で愚かであり、どこか悲しく可笑しい。《車僧》の天狗は嵯峨野で車僧に禅問答を仕掛けるが、打ち負かすことができない。そこで愛宕山で行力較べをするが、車僧の行徳にはどうしてもかなわない。最後には「誠に奇特の車僧かな。あら貴や恐ろしや」と車僧に合掌して立ち去って行く。天狗の心は車僧を打ち負かし魔道に引込むことにのみ傾けられている。これらの天狗には自分の運命を悲しむ様子などは微塵も見られない。善界房のような複雑な感情は持ち合わせていないのである。

定盛は、針医であった祖父明室の流れを汲み、針灸や薬物を中心とした治療をする本道（内科医）である。室町時代中期には眼科、産婦人科などの専門医が現れ始めていたが、まだ一般的ではなく、定盛の元には様々な病気の患者が名声を頼って集まってきた。しかしこの時代は、たとえ悪性腫瘍であっても内科的治療しか方法がなく限界があった。

例えば、左大臣日野勝光は文明八年四月頃より腫物癰を患っていて、定盛と清法印が投薬治療にあたったが、六月に死亡した。日野富子の兄で権勢をふるっていた勝光はまだ四十八歳であった。勝光の死については「諸医盡心力、不事行被薨」[14]とする一方で、定盛の薬を服用したあと重体に陥ったので、勝光に医師を廃業させられることを恐れた定盛が毒殺したという噂も流れている[15]。また延徳二年には将軍義稙の父義視の主治医を解任されるという事件が起った。『実隆公記』延徳二年十一月二十六日条に「後聞、准后御腫物被改醫師、此間貞盛法印也、近江國百姓男称薬師利生奉付薬云々、内薬松井兵部卿進上之云々」とある。名医とされた定盛が解任されたことは『後法興院記』『雅久宿禰記』にも記されており、この事件には多くの人が関心持った。このころ定盛は後土御門天皇の治療にもあたっていたのであるが、解任されたことが原因で一時期治療に参内できなくなってしまった。義視は主治医を変えても効果無く翌年一月七日に死亡したので、やはり当時の医学では不治の病であった。患者が要人の場合は、その病が死病であったとしても責任を問われ解任されてしまったのである。

このように努力しても治療が成功せず患者を死に至らすことは、当時の医学の水準では数多くあった。そうした多くの死に接した時、定盛は医師として敗北感を持つと同時に、避けられない人の死というものを考えたと思う。天狗に仏法障碍の通性だけでなく、自身の持つ宿命にまで想いを至らせたのは、多くの死を見つめてきた定盛だからこそ描けた天狗像である。定盛は是害房に医者としての自分を重ねて造形したのではないだろうか。

鎌倉時代に成立した作者未詳の「是害房絵」は、室町時代から江戸時代にかけて広く流布し、異本も多い。友竹氏によると変遷の過程で詞書がはずされ、本来は絵詞であったものが詞書のように変わっていって、絵と絵詞によって物語内容を享受するように変化してきたという。徳江元正氏蔵本（おそらく江戸時代前期に及んで潤色されたらしい）の発端部分は、

　いかに、此内へあんなひ申候。誰にて御座候そ。是はたいたうのてんぐしゆりやう、是害にて候。さて唯今は、何の事、これまてはる〳〵御わたり候そ。[16]（以下略）

と謡曲のような問答で始まっている。この本の成立に《善界》の影響があることは明らかである。友竹氏によると他にも「ほとんどまるまる謡曲の詞章をとって」いて「善界の絵巻化といってよい」ような某氏蔵の絵巻も存在する、とのことである。

絵巻「是害房絵」が《善界》の題材となり、《善界》成立後は、逆にその詞章が絵巻「是害房絵」に影響を与えた。両者が絡み合うことで、人々に長く愛され今日まで残ることができたとも考えられる。ただ、絵巻の中の是害房は、最後まで滑稽な異類のままで変わることなく留まっていた。それに対して定盛の善界房は、能という洗練さ

れた意識を持つ演劇と出会うことで浄化され、異類から脱皮したのである。

第二節　天狗の能と《善界》

天狗が登場する能作品は世阿弥時代にはなく、世阿弥の伝書にも記述がない。天狗の能の中で演能記録が残っている早い時期のものとしては、寛正五年（一四六四）の《檜天狗》、寛正六年の《鞍馬天狗》があげられるが、これらの作品に登場する天狗はシテであっても、物語上では脇役であり真の主役とはいえない。作者不明で演能記録も残っていないが、《松山天狗》もこれらの二作品に準じるものである。天狗が物語の中心となるのは応仁の乱以降の作品であり、この点については山中玲子氏「天狗の能の作風―応仁の乱以後の能―」[17]に詳しい。

応仁の乱以降の天狗の能としては《大会》《車僧》《葛城天狗》があげられる。これらの天狗は物語の中心として登場し、どの作品においても天狗は仏法を妨げることを目的とし、仏法に相対して存在するものとして造型されている。「演能曲目調査資料」によれば、演能記録の最初は《車僧》が永正十一年（一五一四）、《大会》が大永元年（一五二一）、《葛城天狗》が大文十二年（一五四三）であり、上演されても記録が残っていない可能性を考慮に入れても、《檜天狗》や《鞍馬天狗》より後の時代の作品である。これらの能では天狗の造型の面だけでなく、演出にも新しい工夫がなされていて、山中玲子氏はそれが室町時代後期の特徴であると述べている。

《善界》もこういった室町時代後期の能の特徴を持っている。天狗は作品の主人公（シテ）であり、最初の名ノリで、

さてもわが国に於ひて育王山青龍寺、般若台に至るまで、少しも慢心の輩をば、皆わが道に誘引せずといふ事なし。誠や日本は粟散辺地の小国なれども、神国として仏法今に盛んなる由承り及びし程に、急ぎ日本に渡り

仏法を妨げばやと思ひ立て候。

と、自分の使命は「仏法を妨げること」にあると述べ、天狗がいかなる属性を持つものであるかを明確に告げている。

演出面では後場のワキの飯室権僧正の祈りの後に、謡や囃子のテンポを早くして事態の急変を感じさせ、善界坊が急激に打ちのめされる箇所ではいろいろに表現の工夫がされている。本願寺の坊官で、素人ながら猿楽の上手であった下間少進の著わした『童舞抄』には、次のように書いている。

此文のうち、大夫、心をしづかにして聞也。「明王あらはれ出給へば」と云時分より、驚く余情をして、あたりを見廻る也。（中略）「つばさも地におち」と云時、団扇を捨る事もあり。「力もつきて弓の」と云時、たおれふす仕舞もあり。「立さるとみえしが」と云時、仕手柱の方へ行。「又とび来り」と云時、脇のかたへ行。「仏力神力、今より後は来るまじ」と云時、首を地につけ礼をすることもあり。

このように、不動明王の出現に驚き打ち負かされる善界房の型付けには、流派や演能者により様々に工夫がなされていた。

山中玲子氏は、

詞章ではなく演技で何か意味ありげな様子を示すやり方をする作品は、この時代に初めて登場する

と述べ、《善界》も、

世阿弥以来のいわば「古典的」なパターンにきちんと沿ってつくられている。が、そこで描かれているのは間違いなく新しい素材、新しい興味に従った世界である。

と論じている。(18) たしかに《善界》は山中氏の指摘のように室町後期の新しい天狗の能の特徴を持つが、同時に古典的な面も合せ持っている。まず最初にシテの名ノリが型どおりにあり、観客が状況のおおよそを理解できるように

なっている。前場は仮の姿（山伏）で登場し、後場になると真の姿（天狗）を現す。こういった進行手順は複式夢幻能の形式を踏襲するものであり、能の型としては伝統的といえる。

しかし、定盛は《善界》の天狗の造形に新しい工夫をし、「是害房絵」の滑稽な異類とは似ても似つかない悩める大天狗を描いた。それまでの能は『源氏物語』『平家物語』や『伊勢物語』など、著名な古典に題材を求めることが多かった中で、定盛が絵巻に題材を求めたことは注目されることである。絵巻に題材を求めたこの時期の能として《大江山》《殺生石》がある。小林健二氏の御教示によれば、《大江山》は室町将軍の周辺で制作された可能性が高い[19]。作者は世阿弥とも宮増とも言われるが、どちらにしても定盛より早い時期の人物である。《殺生石》の作者とされる佐阿弥は生卒年がはっきりしないが、香西精氏によると[20]、定盛と同世代（あるいは少し年長か）と思われる。しかしどちらも能の専門家の作品である。定盛のような素人が「比興左道之物」と評された絵巻に題材を求めて能を作ることは珍しいことで、おそらく多くの人々の興味を引いたと思われる。これが素人の医師が作った能が長く愛され、現在まで伝えられた理由の一つではないかと考える。

第三節　《善界》演能の記録から

表1は室町時代における《善界》演能記録である。記録上で最も早いと思われるのは、管見では『実隆公記』文亀三年九月十九日の次の記事である。

酉下刻参室町殿、依先口内々仰也、暫於御廐左金吾、三條黄門以下雑談、入夜初夜時分、被始猿楽依召参入、聯輝軒師弟参給、下官、左金吾、三黄、新黄、藤相公各御請伴、有一献、右馬助、大館両息、淡路伊豆等御陪膳、伊勢党等予以下前□送也、其間又御盃一被入背子、猿楽一二番、狭衣予新作之能也、此能可令拝見之由御結構、仍腋被用此能之由被仰、尤畏存之由申入了、八嶋判官　井筒　海士　殺生石右馬助子息十歳歟、俄依仰施其芸、神也妙也、言語道断々々々、　槿　通小町
鵜飼　玉鬘　松虫　是害　猩々
晩鐘程退出、蔭涼、三黄等同道、今日時宜快然、祝著此事也、

これは室町殿で実隆作の能《狭衣》(21)が演能され、実隆が召された時のものである。《狭衣》については『実隆公記』同年三月二十七日条に、

観世小次郎来、今夜於室町殿可有猿楽、先年予所作之狭衣之能今夜初可施其曲也、件能之内不審事等尋之、経年序之間大略忘却、雖然大概愚意之分示之、

とあり、三月二十七日に観世小次郎信光が《狭衣》を演じているので、九月十九日も信光が演じたと思われるが、《是害》の演者については分からない。

《是害》演能の次の記録は、『実隆公記』永正二年（一五〇五）四月十九日の紙背文書である。校注者の解説によると、同年四月二十一日に幕府において猿楽十五番があり、これがその件に関してあらかじめ書かれた覚書であると思われる(22)。

この幕府猿楽演能の時、竹田定盛はすでに八十歳を超えていたが、まだまだ元気であった。定盛が能芸に詳しく自身も美声の持ち主であったことや、医師としても文化人としても多くの知己をもっていたことは、『実隆公記』『御ゆとの丶上の日記』など当時の日記類に明らかである。また剛胆な性格の持ち主でもあった(23)。『鹿苑日録』明応九年（一五〇〇）三月二日条には、「齋能。法印歌且舞。撃鼓吹尺八。八十老翁強健絶人。可喜矣。」と、定盛の元気な様子に景徐周麟が驚き喜ばしく思ったことが記されている。また『実隆公記』紙背（永正四年六月十日至十二日、同六日至九日裏）の伏見宮邦高親王より実隆への書状には、八十七歳の定盛の家から謡の声が聞こえたことが、「哥いの音ハ定盛かもと候か、いつもかようニ遊候老狂もうら山しく候」と書かれている。これらの文面には老医師定

表1　《善界》演能記録（室町時代）

演能日時	出典	備考
文亀3・9・19	実隆公記	幕府に於いて猿楽
永正2・4・21	実隆公記紙背文書	幕府に於いて猿楽（観世小四郎、金春）
永正9・6・29	葛原家文書	紀伊国伊都郡隅田荘葛原家献立注文（隅田八幡宮祭礼の大饗か？）
天文3・4・10	言継卿記	近江途中祭礼能　日吉演能
天文5・1・2	証如上人日記	石山本願寺年頭坊主能　ぜかい大夫了誓
天文6・2・25	証如上人日記	石山本願寺　金剛大夫能
天文6・8・26	鹿苑日録	北山神事猿楽
天文7・1・2	証如上人日記	石山本願寺年頭能　ぜかい春藤大夫
天文8・1・15	証如上人日記	石山本願寺　長命大夫演能
天文9・1・15	証如上人日記	石山本願寺　春一大夫演能
天文12・1・2	証如上人日記	石山本願寺年頭坊主能　じかい大夫了誓
天文12・2・10	多聞院日記	薪能　是害宮王
天文12・2・21	証如上人日記	石山本願寺　観世大夫演能
天文15・1・14	証如上人日記	石山本願寺　松囃是害のあと春一大夫演能
天文15・2・12	言継卿記	禁裏手猿楽（大夫は江州勢多山岡子、悉江州之衆）
天文16・1・2	証如上人日記	石山本願寺年頭坊主能　ぜかい大夫了誓
天文17・2・16	言継卿記	禁裏申沙汰（猿楽江州之小猿楽共也）
天文19・3・15	多聞院日記	春日社頭法楽手猿楽能（江州森山ノ衆云々）
天文20・10・8	証如上人日記	石山本願寺　春一大夫演能
天文22・9・11	証如上人日記	石山本願寺　春一大夫演能

天文23・1・10	證如上人日記	石山本願寺　春一大夫演能
天文23・3・12	言継卿記	禁裏手猿楽野尻等演能（猿楽大夫河州遊佐内安見之子野尻満五郎十四才也）
弘治2・2・12	言継卿記	禁裏手猿楽虎屋等演能（大夫立うりの虎屋云々、御稽古伊勢守衆也）
永禄6・6・23	言継卿記	松尾神社御田植　八田大夫演能
永禄10・6・24	言継卿記	松尾神社々頭能　八田大夫演能
永禄11・1・26	言継卿記	西岡下津林神事猿楽（大夫八田也、五番有之）
永禄11・6・24	言継卿記	松尾神社々頭能（大夫如例矢田沙汰之）

盛に対する周囲の人々の親愛の情が感じられ、医療面で室町幕府に多大な功績があり、実隆らと親交の厚かった定盛への「厚情による選曲である」と考えることもできる。しかし、『実隆公記』の二回の演能記事に挙げられている曲には世阿弥、禅竹などの作品が見られることから、当時《善界》もそれらに並ぶ人気曲であった可能性も充分考えられる(24)。

永正二年四月二十一日の幕府猿楽については、『実隆公記』紙背の覚書の、〈てんこ〉の下に小さく「七郎」と添えられていることから、観世座からは小四郎、金春座からは七郎が演能している。観世小四郎については『能楽源流考』に「道賢の叔父にあたる」としているが、これは『四座之役者目録』の「観世方脇」の項に、

観世四郎左衛門　観世又四郎子也。又四郎弟小四郎、後ニ四郎左衛門と云、其養子也。

と、小四郎が四世又四郎の弟であるとしていることによるものである。しかし、又四郎の弟の小四郎は後に四郎左衛門と改め、その養子（又四郎の子）も四郎左衛門を継いだということであるから、小四郎の名も継いだと考えられる。

とすると小四郎が二人いたことになるが、この点については表章氏が諸史料から、父子とも「小四郎→四郎→四

郎左衛門」と改名したとされ、永正二年四月二十一日の室町殿での観世小四郎は「子の四郎〔左衛門〕の前名に違いあるまい」と述べられている[25]。また音阿弥には七人の子があり、小四郎は三男、信光は七男であることや[26]、信光の生年については通説の永享七年（一四三五）ではなく、約十五年遅い宝徳二年（一四五〇）生れであることを[27]、緻密な論証により立証されている。すると《善界》演能初出の永正二年に信光は四十六歳となるので、その兄の小四郎は五十四、五歳と推定でき、当然その頃には四郎左衛門に改名していたであろうから、この小四郎は養子の小四郎である。

七郎は金春禅鳳の子の七郎氏昭で、おそらく二十五歳前後であったのではないかと思われる[28]。《善界》を観世、金春のどちらが演じたかの記録は残っていない。当時の室町第における演能は観世座が中心であったことから、この日もおそらく小四郎を主とした演能であったはずである。しかし、後述するように、《善界》を演じたのは金春が勤めた可能性が高いのではないかと推測している。

表に示す室町時代の《善界》演能記録は、そのほとんどが『言継卿記』『證如上人日記』によるものである。他には『鹿苑日録』『多聞院日記』等にわずかに記事が残っているだけであるが、そこにはある傾向がみられる。ひとつは石山本願寺における《善界》演能回数が十一回と多いことである。その内訳は年頭坊主能四回、春一大夫四回、金剛大夫一回、長命大夫一回、観世大夫一回となっている。石山本願寺は金春座との関係が深く、春一大夫も金春座の傍系と考えられることから、石山本願寺では主に下掛り系で《善界》が演じられていたということになる。

一度だけではあるが観世宗節も天文十二年に《善界》を演能している。この時は薪能の帰りに本願寺に立ち寄っての演能であった。「演能曲目調査資料」によると、観世座は室町時代に天狗の能を九回演じているが[29]、《善界》は石山本願寺のこの一回だけある。他所での演能記録がないことから、証如の好みに合わせて《善界》を演能したとも考えられる。

次に近江猿楽関連での演能が目立つことが上げられる。『言継卿記』天文三年(一五三四)の近江途中祭礼能は近江猿楽の日吉大夫演能であり、天文十五年(一五四六)禁裡手猿楽、十七年禁裡中沙汰小猿楽、『多聞院日記』天文十九年春日社頭法楽手猿楽は、いずれも近江猿楽の演能である。能勢氏によると、近江日吉猿楽は金春座との関連も推察されている。(30)

『鹿苑日録』天文六年(一五三七)の北山神事猿楽は、鹿苑寺を中心として発達した大北山村の産土神である北山天神社(現在の敷地神社)が、毎年九月に行なう神事猿楽である。(31)この時の演能者についての記載は残っていない。鹿苑寺は応仁の乱で荒廃したが、天文の頃には門前町の賑わいがもどっていたようで、『鹿苑日録』天文十二年(一五四三)八月二十六日条に、

北鹿神事能有之。指樽・饅頭廿持参。地下若衆共為大夫矣。善徳赤飯・酒献之矣。

とあるように、地下若衆らによる神事能が行なわれている。『鹿苑日録』の同年九月二十六日条にも同所で猿楽があり、梅千代大夫ら手猿楽者が演能したことが記されている。これらは村の鎮守社の神事能として行なわれたものであることから、同時期の神事猿楽である天文六年の《善界》演能も手猿楽であった可能性がある。

《善界》の演能ではないが、『北野社家日記』天正十七年(一五八九)八月二十五日条に「今夜北山ニ神事能候て、やだ仕候を見物仕」と八田が演能した記事がある。また『隔蓂記』正保三年(一六四六)八月二十六日条によると、北山門前神事能を日吉大夫の弟子が勤めていることから、北山神事猿楽は近江猿楽との関係があったようである。いづれにしても上掛りではない。

以上のことから《善界》演能については、近江猿楽や金春座との関連が濃厚に伺われる。限られた史料から言い切ることは難しいことであるが、《善界》は最初、観世座以外の番組であった可能性が高い。金春、あるいは近江

猿楽など下掛り系の演能だったのではないかと考えている。

ところで、観世小次郎元頼章句本は「現存する観世流のまとまった謡本としては最古のもの[32]」とされるものである。元頼が祖父信光や父長俊の青表紙本にもとづいて章句をほどこしたもので、ほとんどの曲の後には「信光丸本之青表紙」あるいは「長俊丸本之青表紙」の奥書をもつ。《善界》も元頼章句本の中に含まれているが、なぜか《善界》には奥書がついていない。元頼章句本で所在が確認されている八十三曲の内で、《安達原》と《善界》だけが奥書を持っていないのである。

このことをどう理解するかについてであるが、もともと信光や長俊の「丸本之青表紙本」には《善界》が含まれていなかったのではないかと考えている。しかし元頼の頃には観世座でも《善界》が演じられるようになっていたので元頼章句本には付け加えた、とするのが自然であると思われる。観世小次郎元頼章句本の表紙には「是害」の文字が当てられていることから、観世座では当初「是害」と表記し、後に《善界》と改めたことが判る。このことも初期の《善界》が観世座以外の番組であった可能性を示唆する一助となるのではないかと考える。

注

（1）『蔭凉軒日録』寛正五年三月二十四日条。

（2）能勢朝次『能楽源流考』（岩波書店、一九三八年十一月）。

（3）観世流は「善界」、金春、宝生、喜多流は「是害」、金剛流は「是我意」と表記しているが、その理由は分からない。但し最初は「是害」の字が当てられていたと考えている。本書では混乱を避ける為に、特に必要がない限り「善界」を使用する。

（4）友竹武文氏によると十七本見つかっている。友竹武文「『是害房絵』の諸本」（『広島女子大学文学部紀要』第十六号）。

(5) 播磨光寿「謡曲「善界」小考」(『古典遺産』二十二号)。
(6) 天野文雄「「善界」の本地」(『観世』一九七七年五月号)。
(7) 《善界》の詞章は『観世元頼節付本』による。私に校訂して使用した。
(8) 『看聞日記』『康富記』『大乗院寺社雑事記』『実隆公記』などに多くの記事がある。
(9) 『康富記』嘉吉二年十二月三日条、文安元年閏六月十日条、十一日条ほか、記事が多い。
(10) 『康富記』嘉吉三年六月二十四日条。
(11) 『御ゆとの、上の日記』延徳二年八月六日条。
(12) 絵巻の文章は、曼寿院蔵「是害房絵」の梅津次郎氏による詞書翻刻から引用し、句読点は私に校訂した。新修日本絵巻物全集『天狗草紙、是害房絵』(角川書店、一九七八年三月)。
(13) 『寛政重修諸家譜』や『竹田家譜』は竹田家の先祖を藤原公定としているが、はたして真実かどうかは疑問である。しかし横川桂三が「竹田昭慶法印寿像讃」の中で「昔尓の祖　千戸万戸の侯を奉じ、中華に遊びて親しく明朝の天子に見え、今吾公は四品五品の爵を襲い、扶桑より出でて特に日本の国王に奉る。華冑は藤原の姓を伝え、采邑は竹田荘を食す。」と書いているので、定盛自身は藤原氏の一族と信じていたと思われる。
(14) 『長興宿禰記』文明八年六月十五日条。
(15) 『雅久宿禰記』文明八年六月十日条。
(16) 徳江元正氏蔵本の文章は、友竹武文「『是害房絵』の諸本」(前掲注(4))から引用した。
(17) 山中玲子「天狗の能の作風—応仁の乱以後の能—」(『中世文学』第四十一号)。
(18) 同右。
(19) 国文学研究資料館小林健二氏にご教示を戴いた。小林健二「能《大江山》と「大江山絵詞」」(『国文学研究資料館紀要』第三十五号)。
(20) 香西精「『殺生石』—作者と本節—」(『観世』一九六四年九月号)。
(21) 神道宗紀氏は『狭衣』について「後土御門天皇の御時、中院通秀と三条西実隆の共作により、帝の御関心のもと、さらには公卿等の関心のもとに、成るべくして成ったものである」としている。神道宗紀「謡曲『狭衣』の作者及び成立の背景」(『ておりあ』二十五号、一九八一年)。

(22) 覚書にある曲名「くれは、さねもり、かきつはた、ぬゑ、けんしくやう、とおる、かすかりうしん、はま川、てんこ、せかい、ふなはし、しやう〳〵、あふひの上、百まん、ふたりしつか」。

(23) 『実隆公記』文明六年八月十四日条に五十四歳の昭慶(定盛)が細川政国と喧嘩をした記事がある。政国は後の管領細川政元の後見を勤める人物で、対等に喧嘩ができるような相手ではない。また『薩藩旧記雑録』によれば文明十七年に幕府の命で薩摩に下向、島津軍と共に戦場を移動しながら島津武久の病を治療している。このとき六十一歳であった。

(24) 管見では、善界演能の三番目の記録は、紀伊国伊都郡隅田荘の在地領主葛原氏の献立注文(永正九年六月二十九日の隅田八幡宮祭礼の大饗のものか?)である。十五番の演能演目があげられており、其の中の六番に「せかい」がある。「あ□□ハ、かう〳〵、はせう、ぬへ、けんしくやう、せかい、うきふね、□□かい、かけきよ、たけふ、はちの木、□うた□、いわふね、しやう〳〵、しゝ」(「葛原家文書」『和歌山県史　中世史料一』一九七五年三月所収)。

(25) 表章「《観世流史》参究(その十四)」(『観世』二〇〇〇年二月号)。

(26) 同右(その十)『観世』一九九九年十月号。

(27) 同右(その七)(その八)『観世』一九九九年七月号、八月号。

(28) 七郎氏昭の生没年は不明であるが、『能楽源流考』に天文二十一年に七十四、五才としていることから推定した。

(29) 「演能曲目調査資料」によると、室町時代に観世座が演能した天狗の能は、〈檀天狗〉一回、〈鞍馬天狗〉三回、〈大会〉三回、〈葛城天狗〉一回、〈善界〉一回である。

(30) 『能楽源流考』第二編第一章大和猿楽考(二)近江日吉猿楽と金春座との関係。

(31) 北山神事猿楽ついては『史料京都の歴史』第六巻(平凡社、一九九三年一月)を参照した。

(32) 表章『鴻山文庫本の研究―謡本の部―』(わんや書店、一九六五年三月)。

※第五章は、大阪大谷大学大学院『日本文学論叢』第十三号に発表したものに加筆した。

第六章　洛中洛外図に描かれた竹田家

京都の市街と郊外を描いた洛中洛外図は美術的価値だけでなく、そこに描かれた内容は、時代の史料としても貴重なものである。中でも上杉本洛中洛外図（六曲屏風・双）は国宝に指定された傑作で、内裏や公家の邸宅、武家屋敷、寺社仏閣など洛中洛外の景観を俯瞰して描き、そこに集まる人々の生活を生き生きと捉えている。従来、上杉本洛中洛外図の作者は安土桃山時代の狩野永徳（一五四三～一五九〇）とされ、織田信長が天正二年に上杉謙信に贈ったものとされていた。しかし近年は制作年代や制作依頼者について諸説があり、また永徳の筆かどうかについても議論がなされている。今谷明氏は景観年代を一五四七年と限定し、狩野永徳筆を否定した。[1]瀬田勝哉氏は景観年代を少し下げ、注文主に足利義輝を想定している。[2]黒田日出男氏も注文主に義輝を結論し、景観年代に近い一五六四年頃に永徳に命じて制作させていたものとしている。[3]このことについての議論は本章の範囲外であるが、いずれにしても十六世紀中頃の洛中洛外の景観であるとすることには問題がないであろう。注目したいのはこの上杉本洛中洛外図に、竹田法印と竹田瑞竹の屋敷が描かれていることである（口絵）。[4]

「竹田法印」と記された邸宅は右隻第三扇の中央にあり（口絵A）、切妻の板葺き屋根二棟と門構え、鬱蒼と茂った庭の樹木が描かれている。定盛の跡目を継いだ定祐は大永八年（一五二八）に没しており、その子定珪が十六世紀中頃にはすでに法印となっているので、[5]この竹田法印は定珪と考えられる。「ずいちく」と記された邸宅は、右隻第四扇の、室町通りから東に入った所にある（口絵B）。瑞竹は定盛の子で、定祐の弟の定栄である。[6]瑞竹邸の門前には診察を受ける為に順番を待つ十一人の男女が描かれている。子供にオシッコをさせる女、欠伸をしたのか扇で口元を隠している男、邸内を覗き込んでいる男など待ちくたびれた様子がみられ、医院の繁盛ぶりが伺える。

黒田紘一郎氏は上杉本洛中洛外図の右隻左隻をトレースし、描かれた建物の場所を推定したが、(7)これによると竹田法印定珪邸は錦小路東洞院（現在は元竹田町）にあり、この位置は梅叔法霖が建仁寺からの帰り道に、「赴竹田法印。講歳暮之禮。次曇花院殿。次上池院。次等持寺。……」（『鹿苑日録』天文六年十二月二十四日条）とたどった道順とも矛盾しない。京都市埋蔵文化財研究所が行なった発掘調査でも、竹田法印邸の遺構と思われる堀が見つかっており、(8)ここに定珪の邸宅があったことは間違いないと思われる。

定珪について『寛政重修諸家譜』は次のように記している。

天文年中光厳院義輝良医五人を選びて其次第を定めらる。定珪第二に列す。いはゆる吉田盛方院浄忠、定珪、半井爐庵、瑞策祐竹、友乗坊なり、十九年四月二十七日死す。法名了光。

一方で『竹田家譜』には、

定珪　定祐長男　幼名竹千代丸 隠居仕随翁与相改申候　式部卿竹田法印

母　不相知

妻　中務太輔則季女

永正十一年京三條ニて出生仕、享禄元年父跡式相続仕候。同二年丹波に罷越道中の事実幷風景等記し、自己の詩歌雑挙し丹波紀行一巻、薬雅一巻著述仕候。天文十一年被叙法印候。同十九年足利義輝公御不例の節、御薬差上、御平癒ニ因り定珪宅地ニ隣り候、将軍家御倉地方一町御倉三ケ所舊地加方一町給之候。其節義輝公良医の次第、盛芳院、竹田法印、半井爐庵、友乗坊と被相立候其此ニも御座候。上杉輝虎、松永弾正、三好長慶より定珪に差贈候書面等も御座候。天正四年信長公より知行加増被成下候。御判物等今以所持仕候。

右写し

城州上鳥羽内弐拾八石幷深
草内三拾八石(但枡之延也)事令扶
助訖　全可領知之状如件
天正四年十一月十九日　　朱印
竹田法印

天正八年三月倅定加に家督相譲、瑞翁と改名仕、同十二年瑞翁を秀吉公被召出付相勤候所、翼十四年老衰付御奉公御免と預、翌十五年八月十五日病死仕候。壽七十五歳。法名　清岳院清誉了光。(9)

(句読点は著者による)

とある。最も異なるのは『寛政重修諸家譜』が天文十九年(一五五〇)に没したとするのに対して、『竹田家譜』ではその年には足利義輝の治療に当たったとし、天正十五年(一五八七)に病死したとしていることである。『御ゆとの丶上の日記』元亀二年(一五七一)十月十二日条に、

たけ田ほつきやうほうけんになされてかたしけなきとて。ひき十てう。五わうゑん五かい。御たちしん上申。ほういんもかたしけなきとて。ひき十てうに御なかすへてしん上申。おやこなから御たいめんあり。

と、定加が父定珪と共に法眼になった礼に参内している。また『言経卿記』天正四年(一五七六)一月六日にも定珪、定加の記事があるので、『寛政重修諸家譜』の卒年は誤りと思われる。

竹田瑞竹(定栄)の邸宅は三条室町東入ルにあり、板屋根の大きな門構えに、二棟の入母屋の屋敷と立派な松の

木が描かれている。瑞竹について、『竹田家譜』には、

出家仕後醫業仕瑞竹軒と相改め申候永禄十年病死仕候

とあるのみで、『寛政重修諸家譜』にも名前だけで特記はなく、両系図に共通しているのは定盛の末から二番目の子供ということである。しかし『鹿苑日録』『親俊日記』『御ゆとの、上の日記』『言経卿記』などには瑞竹の名前が度々登場することから、幕府にも内裏にも重用された医師であったことは疑う余地がないと思われる。

『後法興院記』明応二年四月十一日条に「竹田法印息二歳土器物二荷持来、遣太刀」と、定盛の二歳の子が近衛政家に目通りし、太刀を贈られた記事があり、これが瑞竹と思われる[10]。瑞竹が明応元年（一四九二）の誕生とすると、永正十一年（一五一四）生まれの定珪よりも二十二歳年長になり、『上杉本洛中洛外図』の書かれた頃には七十歳前後となる。快翁（定盛）や月海（定祐）など竹田家の年忌法要は、瑞竹が執り行なっていたことが『鹿苑日録』に見える。瑞竹は医師としての活動だけでなく、自邸に人を招き祇園会の見物を行なったり[11]、梅叔法霖らに風呂や食事の接待をするなど[12]社交的にも長けていたようで、竹田一族の長老として所々への気配りをしていたと思われる。

瑞竹について黒田紘一郎氏は興味ある指摘をしている[13]。『鹿苑日録』には徳芳軒という医師が頻出するが、徳芳軒について、

徳芳軒はたんに有能な医者であるだけではなかった。鹿苑院領加賀国志宜荘の代官として一〇貫文の年貢と反銭徴収に関与しながら、洛中綾小路の地子銭にもかかわり、いっぽうで高利貸しを営む土倉的存在であった。
このふたつの顔をもつ徳芳軒の存在は幕府御用医師の位置を暗示してくれる[14]。

とし、瑞竹についても「徳芳軒とともに鹿苑院領の経営に関与」し、「徳芳軒と同様に竹田瑞竹もまた医療に有能なだけではなかったのである。」と指摘している。

黒田氏の指摘をもとに、『鹿苑日録』の瑞竹についての記事をみていくと、鹿苑院への出入りが医療目的だけとは思われないことが頷ける。例えば『鹿苑日録』天文十二年二月二十八日条に、

瑞竹云。三折軒《マヽ》賀州諸寺領代官望之。当座引替。又此間寺納ニ可加増云々。

とあり、三折軒《マヽ》が加賀国諸寺領の代官を望んだ事に対して「当座は引き替え、又此間は寺納に加増すべし」と瑞竹が進言している。同年六月二十五日条には、

大阪江法安寺之貢用催促状侍衣ヨリ下間丹州法橋下之。瑞竹へ遣也。

と、鹿苑院より下間丹州法橋へ下した法安寺貢用催促状を、瑞竹が大阪まで届けている。法安寺の地子銭については、『石山本願寺日記』天文八年九月二十八日条に、

法安寺地子銭、去十六七日比ニ十貫遣之了。其請取状到来也。就其、興禅軒、徳芳軒書状有之、此地子者当年分也。月過ニ相すますべく候へ共、於寺家拂底の折節由候間、一度ニ遣之儀也。[15]

とあり医師徳芳軒が関わっていたが、瑞竹も同様であった可能性がある。

また、鹿苑院領徳丸保（現松任市徳丸町付近）の代官職についても、

就徳丸代官之儀。玉・光同道而赴瑞竹軒也。至山本可相談云々。

（『鹿苑日録』天文十八年三月十二日条）

と徳丸代官について相談に訪れた梅宿法霖に「山本」に相談するように進言している。天文十九年には、

瑞竹軒大サカノ山本同道来臨。自下間源二郎殿有状。唐ノ箱恵之。得丸代官競望也。

（『鹿苑日録』天文十九年五月九日）

と、徳丸代官を競望した下間源二郎の書状を持った「大阪の山本」を鹿苑院に同道している。

下間氏は源三位頼政五世の孫宗重から始まるといわれる。子孫は代々本願寺の坊官を務めてきた家柄で、法務だけでなく俗務もこなし、本願寺の経済方面にも尽力した一族である。「下間氏系図」[16]の中で、源次郎を名乗るのは

頼慶の子の融慶と孫の頼資の二人であるが、下間融慶は天文元年に死亡しているので、この下間源二郎は頼資である。また「下間氏系図」では頼資の子三名の母を竹田法印定祐女としているが、『竹田家譜』でも定祐女（定珪の妹）を「下間法眼妻」としており、竹田家と下間家は縁戚関係にあった。瑞竹が姪の聟である下間頼資の徳丸代官競望に関して、石山本願寺と鹿苑院の間を取り次いでいたのである。

瑞竹は医師として鹿苑院に出入りするだけでなく、その経営にも関わっていたことが分かるが、こういったことは定珪にもあてはまる。『鹿苑日録』天文十三年十二月に、

十一日　公文銭事四屋より代三貫文持来。エラミテ二貫四百廿七文請取也。則二貫文竹田法印江遣之。使弥五郎也。

二十九日　自徳芳祠堂四貫文借之。白袈沙九條・黄紗七條・文殊絵質物遣之。竹田法印之盞代一貫遣之。皆済也。

とあり、十一日に三貫文の公文銭収入から選銭した二貫四百二十七文のうち二貫文、二十九日に徳芳軒から借りた祠堂金四貫文のうち一貫文、の合計三貫文を定珪に渡している。「皆済也」としているので、定珪からの借金の返済であると思われる。

少し時代がさかのぼるが、祖舜（定盛の三男）が横北郷の代官職を望んだことがあった。『蔭涼軒日録』文明十八年十一月五日条に、

自竹田法印方就賀州横北之事有使。恵二合一荷。

と、賀州横北郷（林光院領）の件で定盛からの使いが亀泉集証を訪れたことが記され、翌六日に集証は祖舜と面会している。この頃、横北郷代官であった立町伊豆守は六年間年貢銭を林光院に納めていなかった。祖舜が住持をしていた大慶寺は横北郷の南七里にあったので、祖舜が代官職を望んだのである。集証は定盛の治療をうけており、

その恩義から動いた結果、翌長享元年（一四八七）十一月に、

林光院領賀州横北庄補任。今日東福永安祖舜蔵主領之。蓋自来年戊申限五ケ年也。彼仁請状并其父竹田法印請状。以丹公渡鹿苑院。

（『蔭凉軒日録』長享元年十一月十日条）

と、「長享二年から五年」という条件で、祖舜が賀州横北庄代官代となったのである。[17] 竹田家は定盛の時代から、医療以外のことで鹿苑院と接触していたのである。

上杉本洛中洛外図の景観年代である十六世紀中頃に名医と許された人々としては瑞竹、定珪以外にも上池院、清法印、友乗法印らの医師がいる。上池院（坂紹浄）は、足利尊氏に仕えた坂十仏から代々幕府御用医師として勤めてきた家柄で、義晴の侍医としてその臨終の場にも召されている。清法印、友乗法印は幕府だけでなく内裏でも重用され、後奈良天皇御不予の際など『御ゆとの丶上の日記』には名前が多出する。他にも盛方院、半井爐庵など活躍した医師が多かった時代に、何故、上杉本洛中洛外図は竹田法印、竹田瑞竹を選んで描いたのか。描かれた医師三人のうち二人が竹田家であり、瑞竹に至っては門前に並ぶ人物を描いてまでその隆盛ぶりを強調している。少し贔屓が過ぎるようにも感じられるのである。

黒田紘一郎氏は「絵師のモティーフに徳芳軒や上池院をおして竹田瑞竹が選ばれたのは、右隻の〈架空の視座〉による俯瞰角度に適した三条室町という繁華な地点の好条件と、幕府御用医師竹田瑞竹の八面六臂の活躍であったと私は思う」と述べているが、[18] はたして絵師のモティーフの問題とだけに結論づけていいのか。黒田日出男氏は「このような屏風絵の制作にあたっては、注文主の意図や好みが色濃く反映されたとみるのがむしろ常識的ではないか」とする。[19] 竹田一族が描かれたことは、こういった背景と無関係とは思われない。医師が権力者とどのように結びついていったのかは、検討しなければならない課題と考えている。

注

(1) 今谷明『京都・一五四七年―描かれた中世都市―』(平凡社、一九八八年三月)。
(2) 瀬田勝哉『洛中洛外の群像―失われた中世京都へ―』(平凡社、一九九四年八月)。
(3) 黒田日出男『謎解き　洛中洛外図』(岩波書店、一九九六年二月)。
(4) その他に医師の邸宅として、丹波兼康邸が左隻第四扇に屋根と樹木のみ描かれている。兼康は歯の治療が得意であった。また左隻第五扇下部「公方様」(花の御所)の左隣に「しやうちゐん」と書かれた門構えが描かれている。高橋康夫氏はこれを「上池院」としている(高橋康夫『洛中洛外』平凡社、一九八八年三月)。一方『洛中洛外図大観　上杉家本』(小学館、一九八七年七月、一三〇頁)では、これを「勝智院」として「勝智院は足利義教室の裏松重子の法号」と解説している。また黒田紘一郎氏も「勝知院」としている。(「都市図の機能と風景『上杉本洛中洛外屛風』」『絵図にみる荘園の世界』東京大学出版会、一九八七年六月)。上池院も高名な医師であるが、『鹿苑日録』天文六年十二月二十四日条より邸宅は三条東洞院付近にあったと思われ、この「しやうちゐん」は「上池院」ではないと考える。
(5) 『御ゆとの、上の日記』天文四年(一五三五)十一月二十一日条に「たけた定けい法けんの御事御心えのよしおほせらるゝ。頭中将申。」とあり、この時期に法眼になっている。『竹田家譜』に「天文十一年被叙法印候」とあるのでその七年後(一五四二年)には法印になった。
(6) 『万松院殿穴太記』に「竹田瑞竹軒定栄」とある。『群書類従』巻第五百二十、雑部七十五。
(7) 黒田紘一郎「都市図の機能と風景『上杉本洛中洛外屛風』」(前掲注(4))。
(8) 京都市埋蔵文化財研究所発掘調査報告書二〇〇六―二八『平安京左京四条四坊三町跡』二〇〇七年三月。
(9) 京都大学富士川文庫蔵本『竹田家譜』による。東京大学史料編纂所所蔵の『竹田家譜』には「丹波紀行一巻、薬雅一巻」部分が欠如している。定珪著作の薬学書『薬雅』は写本が残っているが、丹波への道中に詠んだ歌や紀行文をまとめたという『丹波紀行』については残っていない。
(10) 定盛の末子周耆は、『鹿苑日録』明応八年四月二十九日条に「竹田法印来。献一緡。牛黄円百粒。蓋賀住院也。因

曰。有季子今年六歳。札師以為弟子者也。来月則五月也。今日来而定焉」とあることから、明応三年（一四九四）の誕生となる。近衛政家に目通りした二歳の子は明応元年（一四九二）の誕生となるので、周耆の兄の定栄と思われる。

増補続史料大成『蔭凉軒日録』（臨川書店、一九五三年十一月。以下同じ）。

（11）『親俊日記』天文八年六月十四日条。『鹿苑日録』天文十年六月十四日条、同十二年六月十四日条。

（12）『鹿苑日録』天文十一年四月晦日条、天文十八年四月十二日条。『鹿苑日録』（続群書類従完成会、一九三四年六月。以下同じ）。

（13）黒田紘一郎「都市図の機能と風景『上杉本洛中洛外屛風』」（前掲注（4））一四一～一四四頁。

（14）徳芳軒については『鹿苑日録』に「徳芳軒與額田同道也。志宜庄段銭事談合スル也」（天文八年六月十九日条）、「自徳芳寅蔵主五貫文被《天十二年八月返》借之。寅子借書加判之。」（天文十二年正月二十七日条）などの記事がある。

（15）『石山本願寺日記』（清文堂、一九三〇年六月）。

（16）平松令三編『真宗史料集成』第七巻（同朋社、一九七五年十二月）。

（17）この件については蔭木英雄『蔭凉軒日録　室町禅林とその周辺』（そしえて、一九八七年二月）二〇四頁～に詳しい。

（18）黒田紘一郎「都市図の機能と風景『上杉本洛中洛外屛風』」（前掲注（4））一四四頁。

（19）黒田日出男『謎解き　洛中洛外図』（前掲注（3））九九頁。

むすび

室町後期から安土桃山時代は、文化の中心を上流が独占していた時代から、一般へと広く普及し中心が移動していく過渡期である。古い勢力が没落し、新興の勢力が台頭してきたこの時代は、やがて戦国時代から安土桃山時代の動乱へと移っていくが、定盛の子孫達は時代の大きな嵐のなかを生き残り、やがて江戸に移って徳川幕府の御用医師となって栄えた。竹田家は時代のバランス感覚に優れ、柔軟性を持った一族であったが、それは定盛の生き方にすでに見えている。

親長が定盛を「武家の輩」として一括りしたことで明白なように、身分へのこだわりはまだ非常に強い時代であった。嘉吉三年六月の伏見宮家での中原康富の『論語』講釈を、定盛は障子の外の縁で聴いている。文明十一年三月の内裏の花見で、簀子に控え一句奏上できたのは天皇の特別なお召があったからである。実隆が日記に書いた「生涯の眉目未曾有の事か」が表しているように、定盛の身分でこのように天皇に近侍することは珍しいことであった。

『竹田家譜』によれば、定盛の祖父と父が後円融天皇御不予に功績があったとして左衛門督に叙されている。左衛門督は従四位下相当でありそれほど高い位階ではなかったが、定盛にとって幸いしたのは竹田家が藤原氏公季流に繋がる家であり、定盛自身も宮内卿（正四位下）に遇されていたことである。横川桂三は「竹田昭慶法印寿像讃」の中で、

昔尓の祖　千戸万戸の侯を奉じ、中華に遊びて親しく明朝の天子に見え、今吾公は四品五品の爵を襲い、扶桑より出でて特に日本の国王に奉る。華冑は藤原の姓を伝え、采邑は竹田荘を食す。（『竹田昭慶法印寿像讃』）

と書いたが、このことは五山の禅僧ら当時の一流の文化人との交際を、容易に持ち得た理由の一つであったと思われる。もし定盛が一介の民間医に過ぎなかったら、たとえ名医であったとしても、天皇に長く近侍することなど許されなかったであろう。

定盛は、医者としての技術の高さに加えて明晰な頭脳と諸芸に通じた博識で、室町幕府や内裏、公家社会の中に入り込んだ。豊かな経済力で薬や季節の美物を贈るなど、権勢に対しての心配りも絶やさなかった。そして一流の貴顕・文化人との交際を通じて和歌を詠み連歌の座に連なった。といっても定盛が歌の上手であったという評価は史料に見られない。定盛は漢籍が読めたと思われるが、五山禅僧の贈詩に答詩を作ったのかどうかは記録がなく疑問である。謡や太鼓など芸能面の才能は豊かで、定盛の謡は天皇はじめ周囲の人々を楽しませたようであるが、それとて際立った才能と言う程ではなかったと思われる。

しかし定盛が医業のかたわらで、文芸を心から楽しんでいた様子は充分に感じられる。定盛の文芸嗜好は能《善界》を作ったことで明らかであるが、その嗜好は晩年になっても変わることがなかった。文亀三年（八十三歳）には閔子騫の話を猿楽に作り実隆に見せ、永正二年（八十五歳）には鞍馬で和歌会をし実隆の批評を仰いでいる。亡くなる前年（八十七歳）にもまだ医者として往診できる元気さを保っていただけでなく、自邸では趣味三昧の生活を楽しんでいた。これは伏見宮邦高親王が、

哥いの音ハ定盛かもと候か、いつもかようニ遊候老狂もうら山しく候

と、定盛の趣味を「老狂」と評したことでも分かる。

上流の人々との交際の一方で、定盛は市中の新興勢力に対しても接点を持っていた。医者は貴顕の治療は相手の

屋敷に往診するが、自宅では一般の病人も診ていた。「上杉本洛中洛外屛風」の瑞竹邸の前に並ぶ人々は、そういった市井の人々である。その市井の人々の中から生まれた町衆は連歌や能、茶の湯に親しみ、新しい文化層となっていった(1)。文明十三年、応仁の乱後初めの内裏猿楽が行なわれたが、これは定盛の「トリモチ」によるものであった。この内裏猿楽は様々な身分の者を急遽寄せ集めた手猿楽で、上流から一般まで広い人脈を持つ定盛だからこそ取り持てたと言えよう。

人々の文芸への嗜好は身分の階層を超えて確実に高まってきており、定盛の子の定祐も武家の歌合・歌会で多くの歌を残している。上流が中心であった文化が広く一般に普及し、新しい文化と変化していく過程では、その両者を結びつける存在がなければならない。その意味で医業のかたわらで文芸にも広く親しんだ定盛の存在は重要であり、変化の時代に現れるべくして現れた新興の文化人の先駆けであったといえる。

注

(1) 鶴﨑裕雄氏はこの時代の文化の特徴の一つに「下克上の文化」を挙げている。氏は「文化そのものが下克上的要素を顕著にもっていた」とし、その要素のひとつが「身分をこえた文化の伝播」としている。鶴﨑裕雄「戦国・織豊期の文化」(『古文書の語る日本史』筑摩書房、一九八九年五月)四五三頁。

付録1　天理大学附属天理図書館蔵『大永二年両点歌巻』（翻刻）

竹田定祐が蜷川家で催された歌会に参加していたことは第三章第二節で述べた。そのひとつ大永二年十一月の記録「大永二年両点歌巻」（写本）が天理大学附属天理図書館に残されている。次の資料である。

〔大永二年両点歌巻〕　写　一軸
竹田定祐等詠　三條西実隆・岩山道堅朱墨点　巻子本　古金襴表紙　見返布目金紙　用紙裏打　二三糎四米二七糎　一紙二七・五糎　内題なし
（同時代写　作者竹田定祐・蓮光院昭淳・蜷川親孝等　巻初に「朱点同判詞／逍遙院殿／墨点同判詞道堅」と書す　箱書「岩山道堅筆　巻物」とあり「岩山尚宗入道道堅云々」の古筆極札を貼附す　九一一・二五―イ二一）

（『天理図書館図書分類目録』）

翻刻するにあたって一首毎に通し番号を付した。それぞれの歌には三条西実隆が朱で、岩山道堅が墨で合点をつけ、判詞を書いている。朱点（実隆）と墨点（道堅）は＼（朱）＼（墨）とし、判詞は（朱）（墨）と附記して区別した。その他の附記事項についてもゴチックで記した。

（天理大学附属天理図書館本翻刻第一一一一号）

（朝倉茂入極札）

岩山尚宗入道道堅　遠郷時雨　すみよしの

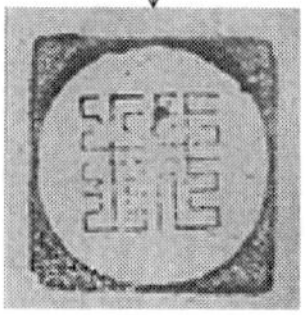

朱点同判詞　　墨点同判詞道堅

逍遙院殿

遠郷時雨

①（朱）

すみよしの松の木すゑにゆく雲や
とをさとをのゝ時雨なるらむ　　定祐

（朱）哥のさま風躰よろしく見え候
惣ては遠郷といふ題にとをさと小野と
して題の心に叶へきやいかゝと沙汰候し
事これはことの次に申いたし候

②

出ていにし跡としみれは降まかふ

しくれや袖にふか草のさと　　昭淳

（朱）伊勢物語の心をかしくは
きこえ候哉

（墨）いと丶深草といふ歌の心をとられ候や
初五字こしにをきて出ていなはと
候しにはことのほか相違候哉古歌を
とりてをき所をかへられしにも
よく分別あるへき事と先賢
も申候哉

③ ╲（朱） ╲（墨）

たかさともしくれつくして行雲の
はてや《けさは歟》都にめくりきぬらん　　景郁

（朱）五文字いくさとをとして
はてはみやこにとや候へき

④ ╲（墨）

はれくもるみやこの空もあらし山
さとは大井のさそ時雨らむ　親忠

⑤／(朱)
かりまくら夜半のしくれもふる郷の
とをき夢路の袖しほれとや　親孝
(朱)これは旅宿時雨といふ題に猶
相叶へくや但かくも候へきやらん

⑥
誰かたも時雨はすれとさそななを
みやこにとをき山さとの空　貞成
(墨)両首おなし程にてさせる
事もなく候哉

⑦／(墨)
朝日やまいさよふかけも薄くもり

さとのをちかた《をはりそ歟》ふる時雨かな　職行

⑧

いくたひかはれつくもりつむかひみる

里よりさとの時雨ゆくらん　親順

(朱)第二句無下のたゝ詞にて候

かゝること葉はいかにも可思

事候歟

(墨)下句はなたらかに候哉

⑨　(墨)

いつくをかしくれもをのかふる郷と

かへるにつるゝ夕暮の雲　貞季

⑩

さためなき夢路はるかにおもひやる

ね覚の里の小夜しくれかな　宗藤

(墨)これ又ことなるふしもなく

風躰ことはのつゝき
よろしくとも
みえす候哉

橋上落葉

⑪
やまかせのさそふを色にふみ分て
わたるもみちのはし柱かな　　宗藤

(朱)第五句橋はかりにて事足候柱
あまりてきこえ候哉

(墨)紅葉の橋はつねの事を
柱同にたちて候や

⑫
木からしの風吹かくるやま川や
もみちの橋の名を残すらん　　貞季

（墨）毎句に難は見えす候へとも一首を吟するに
おもはしからぬやうにやいかが
此さかひ分別あり度事歟

⑬

嵐ふく音もをたえのはしの面《西イ》は
しはし木葉のちりつもる也
親順

（墨）をたえの橋の西とよらの寺のやうに
おほえ候

⑭

ふむもうしふまてはいかに散しくも
木葉色ある谷のかけはし
職行

（朱）赤染衛門ふめはおしふまてはゆかんかたもなし
心つくしの山桜かなおなし心たるへき歟

（墨）ふめはおしふまてはとひたきひ花の雪を風
吹分よとやらんのふること思ひいてられ候に

下句無下におさなりましくおほえ候又
　上句もをき所かはらぬ古歌の
　　こと葉猶思ふへくや

⑮
ゆく袖はあらしのすゑのくるゝ日に
おち葉やわたす谷の河はし　　　貞成

⑯＼(朱)
山人のかよひ路たゆる柴はしに
落葉をはこふ風わたるなり　　　親孝

(墨)おち葉をはこふ風なとひとの心には隋分
　とそしたてられ候らんなれとも如此のことは
　　候はし
　不可庶幾存し候如何

⑰＼(朱)＼(墨)
行かた《ま、》にみるもあやうし岩ねふみ

木葉かさなる峯のかけはし　親忠

⑱＼（朱）＼（墨）

今朝は猶道もさりあへす散しきて

木のはにうつむ山《谷歟》のかけはし　昭淳

⑲＼（朱）

やま川の岩にせかれてなかれあへぬ

おちはやかけし水の浮橋　景郁

（墨）風のかけたるしからみはといふ彼ふること

なから

ことはのつゝきもさせるかはりめなく

おほえ候

⑳＼（朱）

水にうく色はなかれつ橋のうへに

残るもみちはわたらて越えん　定祐

（墨）上句くたけたる躰歟橋のうへに
のこる紅葉もわりなき
やうに候哉

披書恨恋

㉑
かひなしやたのむしるしもはまちとり
跡あるほとの行ゑみえねは　昭淳

㉒
つたへつる人やうらみんひとふても
いは、さすかにかけんあはれを　貞成

（朱）第二句人こそうけれと候へき歟

㉓
今さらに見よとはなにと小夜ふけて
うきをさはりの文の言の葉　職行

(朱)第二句みるたにかなし
第四句さはりありとの歟
うきをさはりのと侍り十分にも
きこえす存し候

㉔
打つ気にあやしく見えし言のはの
すゑや恨みをかはす玉つさ
景郁
(墨)右三首おなしほとにみえ候

㉕
＼(墨)
かきたえていまはかたみとみるからに
つらき涙の水くきのあと
貞季
(墨)させるふしなく
難なく候や

㉖
みるもうしおもふこゝろのうすゝみに
あとかきたゆる文のことのは　親忠

(朱)始末其理分明にも存えす候

(墨)思ふ心のうすゝみも見所なく
おなし候

㉗
まちえたるもしの関の戸なかく〳〵に
あけて《す》はかくは恨しもせし　定祐

(墨)心はさもやときこえなから風体うちむきて
よろしき様ともなく候歟

㉘
かきすつるもくつ成ともうらみしよ
手たにふれたる水くきの跡　親孝

(朱)第三句たにの詞あたりても

きこえす候歟

（墨）かきすつるもくつ成ともこのたひはとやらんいふ歌の

そのまゝなる上句いかゝ雖二句京極の黄門の

制禁かやうの事や下句もよろしからず歟

㉙

みるからにうき玉章のかみや川

うらみに浪のたちよはりつゝ　昭淳

（墨）たちよはりつゝといふこと葉

よしとも見えす候や

㉚

言の葉の恨みなからも手すさひにまくすか原《うへ》の露の玉章　宗藤

従門帰恋

㉛

つゐに人《たのむ夜の歟》しるしもみえはすきの門

さすかむなしく行かへるとも　景郁

（朱）初五字行かへるにてさすかむなしき
夜をかさぬともとすへき歟如何

㉜╲（墨）

槙の戸もあけぬ《ハ》つらさ《き歟》のかへるさを
あふ夜になして人やみつらむ　職行

（墨）かへるさの物とや人のといふ心なから
させる難は見えす候

㉝╲（朱）

明てこそしるしもあらめ枕のかと
かへるとも又たれにつたへん　定祐

（墨）大かたはふかき難もなき由に候へとも
あけてこそしるしもあらめと候こころ
よくも分別なくて

其しるしとも
存しす候

㉞
一たひはあふにし色にそめよかし
こころの松の門させりとも
親忠
(朱)あふにし色に聞よからすや
(墨)第二句第三句よろしからす
存じ候

㉟
さはりある事をはいかてしらま弓
かと引たててわれかへれとや
親順
(墨)このしらま弓ひくかへるなとの秀句まて
にてあまりをとしたる由に候や
せめてはしらまゆみ引たつる門なとつゝき
てはまくらこと葉の由にもみえぬへく候歟

㊱
たちもいらてつれなき門のかへるさは
とはぬくれより猶そかなしき
貞成
(墨)ことはつかひはうつくしも
みえす候へとも
心はきこえ候や

㊲
こりすまに又この夜半も枕の門
たてるをうしとかへるはかなさ
宗藤
(墨)こりすまといふは須磨の浦によせておほくはよみ候
こくこかぬといふかたはかりともよみ候らんなれ
とも
杉の門にあひてもみえす候哉
下句も優美
ならす候

㊳

たのめこし門はをとせて天戸の
あくれはかへる袖のをひ風
昭淳

(朱)追風ふとしたる由に候哉

(墨)門はをとせてなと此題にとりて
さそときこえなから何とやらん
よろしからす見え候をひ風も
たよりなく存候

㊴

とひきてもむなしき夜はのかへるさに
戸さゝぬ君か代にならへかし
貞季

(墨)上下の句以外似あひ候はぬやうに候
戸さしせぬ君か代まてことしく
いひ出られて候へともいかゝと存し候

㊵
つらきかなあけぬこの夜をすきの門
さしてもかへす人のこゝろは　　　親孝

（墨）杉の門にてなくとも此さしなからかへす心は
あるへしては詮而は哥の体おもはしからす候

旅泊重夜

㊶╲（朱）
須磨の浦いく夜たひねをふるさとに
たよりもあらはわふとしらせん　　　職行

（墨）故郷にたよりもあらはなとはあはれにもきこえ候を
わふとしらせんと候こと葉わふとこたへよといふに無下に
をとりてきこえ候哉一字の難にても一首を
そこなひ候
まして一句わろくては惣の心ことはよろしきも
いたつらに成事候哉よく〳〵可被分別候や

㊷
╲(朱)╲(墨)
いつまてかよるのころものうら浪に
うきねかさねて袖しほるへき《らまし歟》
親順

(墨)よるのころものうらなみといひてうきねかさねてなとは
いひしりてみえ候袖しほるへきそ無下に
存じ候せめては如此も候へき歟なを何とも
このむすひ句はあるへし哉

㊸
こく船のつなてもたえて風あらき
まつらか浦はいく夜たひねぬ
親忠

(墨)結句聞よからす候松浦かうらも
松浦か奥
なといふにちかひてみえ候

㊹

いく夜かもかゝるうきねそとまり船
をひてにかへせやへのしほ風　　親孝

(墨)初五字惣のこと葉にかけあはぬ由に見え候哉
をひてにかへせもおもはしからぬこと葉候や
三代集を出へからすと候心をおもはれ度候

㊺ ╲(朱)╲(墨)
日数へて《うきねに歟》いくうらなみをしきたへの
まくらは《も》しる《らぬ歟》やよる〳〵の夢　　貞成

(墨)これもことなる事もなく候へとも
あなかちに難も見えす候哉

㊻
うきねせしあしの丸屋の幾夜さて
夢さへなみのたちかへるらん　　景郁

(朱)蘆の丸屋のうきね如何

（墨）結句心ゆかす候上句又何のふしも
見えぬあしの屋に存候

㊼
梶まくらいく夜かここにをひ風を
まつほの浦の月にみつらん
定祐

（墨）下句は難なくみえ候上句のをひかせ
など
心あひにも存し候

㊽
╲（朱）╲（墨）
浪の音松ふくかせのいく夜さて
うきねの夢をさましきぬらん
貞季

㊾
あはれきく浪の緒すけてから琴の
枕のたひねいく夜しつらん
宗藤

(朱)枕のたひねいくよそやにきこえ候

(墨)上句古今の歌には侍れとも下句一句にかけ
　　あひても
みえす候や初五字も物たらすなること
　　葉歟
まくらのたひねも不可甘心候事やらん
　　如何

⑩　＼(朱)　＼(墨)

うきねする枕のなみのよる毎に
なれても夢を《や》さそふ《よその歟》うら風　　昭淳

(朱)管窺十五首　　(墨)乱墨十二首

竹田法印
　定祐　四首
　景郁　二首　　一首
蜷川大和守
　親孝　二首

速水右京進
親忠　一首　二首
蓮光院
昭淳　二首　二首
民部大夫
職行　一首　二首
蜷川新左衛門
親順　一首　一首
同将監
貞成　一首　一首
倉門民部丞
貞季　一首　三首
速水能登入道
宗藤

御點　点
逍遥院殿　岩山道堅

大永二年十一月　日

外箱の表には「岩山道堅筆　巻物」の箱書きがされている。巻物冒頭には「岩山尚宗入道道堅　遠郷時雨　すみよしの」と朝倉茂入の極札が付けられている。しかし㉚番歌を書き忘れて㉙番歌と㉛番歌の間に後から書き加えていることや、③⑦⑰㉛㉜㊷㊺㊿番歌をみると、これは写本であると考えられる。これが実隆と共に歌の評価をした岩山道堅の筆とすることには疑問があり、極札については検討を要するのではないだろうか。

付録2　竹田定盛年譜

典拠欄に用いた略号と文献の出典

（蔭）蔭凉軒日録（増補続史料大成）
（湯）御ゆとの、上の日記（続群書類従完成会）
（北）北野社家日記（続群書類従完成会）
（後）後法興院記（続史料大成）
（実）実隆公記（続群書類従完成会）
（大）大乗院寺社雑事記（増補続史料大成）
（親）親長卿記（増補史料大成）
（言国）言国卿記（史料纂集）
（蜷）蜷川親元日記（續史料大成）
（雅）雅久宿禰記（大日本史料）
（康）康富記（増補史料大成）
（鹿）鹿苑日録（続群書類従完成会）
（晴）晴富宿禰記（図書寮叢刊）
兼顕卿記（大日本史料）
再昌草（桂宮本叢書私家集十二）
蔗軒日録（大日本古記録）
常徳院江州動座当時在陣衆著到（群書類従、雑部五百十一）
島隠魚唱（続群書類従巻第三百三十六）
文明記（薩藩旧記雑録）
玉津島社法楽仮名題日百首和歌（続群書類従、巻三百八十五）
半陶文集（五山文学新集）
補菴京華続集、補菴京華新集（五山文学新集）

西暦	和暦	年	月・日	出来事	典拠	年齢	備考
1421	応永	28		竹田定盛　誕生。（父善祐）	永正五年六月二〇日死亡記事より逆算。（実）		
1443	嘉吉	3	6・24	伏見殿での中原康富の論語講釈に参加する。	参伏見殿、講釈述而篇、依風吹雨降、於御座敷内被敷差筵者也、予候障子内差筵、雲客有俊朝臣、重賢朝臣已下済々被候御座席、宮御方如例被重御畳了、医師竹田宮内卿、新発候御縁障子外、了、（康）	22	嘉吉2年後土御門天皇誕生
1447	文安	4	8・30	隼人（布護）の痢病を診る。	雨下、早朝向竹田宮内卿許幷十仏民部卿亭、布護痢病事談之、胤祐民部卿入来、入夜竹田宮内卿性善入来、各取隼人脈了、赤痢之脈、為難義之由申之、（康）	26	宝徳元年義政8代将軍になる
			9・4	康富が隼人の痢病について相談に訪れる。	晴、向竹田宮内卿民部卿等許、布護痢病事談之、（康）		
1456	康正	2	5・26	『延寿類要』を著す。（法橋初見）	時康正丙子夏五念六日、法橋昭慶、謹選。（『延寿類要』奥書）	36	康正元年実隆誕生
1463	寛正	4	11・16	足利義政により洛中の医師六名に選ばれる。	春阿違和未快。仍自公方被召洛中諸医。使病評之。法眼 松井少輔。竹田宮内卿。清宮内卿。福富。松井宮内卿。（蔭）	43	

1464		5	3・24	義政が定盛の諸芸の知識を誉める。	医師竹田宮内卿能芸弁説。当時是出群之由被仰。尤彼寵光也。（蔭）	44	寛正5年 後土御門天皇即位 応仁元年 応仁の乱起る
1470	文明	2	12・26	後花園法皇の臨終を診る。	亥剋許中御門中納言宣胤、実連朝臣等来、示告云、法皇只今損御心地、被召御医師云々、予倒衣馳参、已御大事之體也、暫清宮内卿明茂卿等参入、各御中風之由申也、又暫照珪*法印参入、同申御中風之由、可進御薬之由被仰之、御正念已失了、……（親）（*照珪は昭慶と思われる）	50	
1472		4	5・28	「玉津島社法楽仮名題目百首和歌」に二首。飛鳥井雅康邸で披講される。	『続群書類従』巻三百八十五「玉津島社法楽仮名題目百首和歌」 晴、詣飛鳥井陣屋、玉津嶋社法楽当座会也、冷泉大納言為富、新大納言教秀、広橋大納言綱光、予、右衛門督季春、源中納言雅行、滋野井前宰相中将教国、藤宰相永継、等、武家輩也、有披講、講師右兵衛督雅康、亭主、	52	

	文明				今日為一段法楽事之間、指置上首等予相計之、人々同心、講師杉原駿河守長恒、也、(親)		
1473		5	8・21	前大乗院門跡経覚を診る。	後夜以前自古市御使元次来、自酉下剋寺務以外御不例、珍事云々、則醫師共一市相尋令同道、予参申、得業・大納言僧都以下同被参了、一向被籠口了、竹田以下言上分大中風云々、松林院僧正以下被来了、為古市沙汰一献進之、(大)	53	義尚9代将軍になる
1474		6	1・6	飛鳥井雅康邸での歌会始に出席する。(法印初見)	晴、朝間参番、未剋許右兵衛督《飛鳥井》雅康陣屋会始也、一昨日送題、寄巌祝、新大納言教為、広橋大納言綱光、予、右衛門督季春、源中納言雅行、権帥益光、滋野井前宰相中将教国、藤宰相永継、政為朝臣冷泉中将、兼顕蔵人右中弁、長興宿弥等也、此外武邊之輩、大館刑部丞、小笠原民部、竹山法印昭慶、武田中務大輔入道玄龍、杉原伊賀前司賢盛、同安芸守長恒、……亭主取重懐紙置文臺人丸御影前、読師新大納言進寄召講師、杉原七郎進寄各講之、雲客在之、家人在之、何不勤講師、不審々々、公卿幷政為朝臣歌各二反也、次人飲、(親)	54	

西暦	年	月日	事項	史料	年齢
		1・7	実隆邸に新年の挨拶に行く。	天顔快晴、人口一段之祝詞萬幸々々、昭慶法印来、（実）	
		1・13	実隆邸での二十首興行に加わる。	天晴、早朝自竹園退出、源中納言、右衛門督等被来、竹田法印一樽携来、阿茶々来、一盞移刻、入夜二十首興行、出題政為朝臣、右金吾父子、楽邦、右蘭等来会、有披講、拾遺被宿、（実）	
		8・14	犬馬場で細川政国と喧嘩をする。	後聞今夕昭慶法印於犬馬場與右馬頭政國有喧嘩之事云々、不可説々々々、（実）	
1475	7	1・4	実隆、参賀に竹田邸を訪れる。	……其後向右中弁、藤宰相、烏丸、竹田法印、日野、北小路殿……其後帰宅、（実）	55
		1・30	実隆邸で十首興行。酒樽を持参する。	晴、左京大夫入道来、四辻宰相中将賀来、右大辨宰相、為廣朝臣等来、晩頭昭慶法印携一樽来、常座十首興行、滋野井等来会、入夜盃酌有興、（実）	
		2・3	尊敦親王御不例。重長と治療に加わる。	二宮自今朝有御不例事、已及御難儀之由、医師重長朝臣・竹田法印昭慶等申之、上下仰天、人々群参、青蓮院尊応僧正天台座主准后被参御加持、（親）昭慶法印、重長朝臣等御薬進入、聊及晩有御減気、於所々有御祈等、人々仰天之外無也、（実　4日条）	

西暦	年号	年	月日	事項	史料	年齢
	文明		2・17	周防邸で、実隆らと梅見の宴をする。	晴、入風呂、僧臨崇張行也、帰路之次向元慶宿所、庭梅見之処、勧一盞、滋野井、右少将、昭慶法印等在座、一首詠之、及深更帰宅、沈酔不可説々々々、（実）	
			6・2	実隆、定盛邸を訪れる。歌二十首興行あり。	晴、罷昭慶法印陣屋、少将同□続歌廿首有之、入夜源亜相、滋前相公等来臨、有講頌大飲、及天明帰家、（実）	
1476		8	1・4	尭慶法眼と実隆邸へ参賀に行く。	今日不出仕聊休息、統恵論師、昭慶竹田法印、尭慶法眼等来、（実）	56
			1・14	実隆が参賀に訪れる。	晴早朝行水、焼香、看経、今日所々参賀、南御所　寶慶寺殿　北小路殿　連輝、萬松軒　大昌院　三西堂　園　細川　畠山治部大輔　山名典厩　讃州　盧山寺　赤松　伊勢、同母　昭慶法印等也、沈酔過法、及黄昏帰宅、（実）	
			3・17	尊敦親王の治療に参内。	暮程ニ竹田二宮御方御ミヤクニ参也、中ツキ予也、以後東御方ノ御ミヤクニ参、（言国）	
			5・18	尊敦親王の治療に参内。	竹田二宮御方御ミヤクニ被参了、（言国）	
			5・19	尊敦親王の治療に参内。	御方ニテ御酒竹田二宮御方御ミヤクニ参也、（言国）	
			6・15	日野勝光没す。定盛による	壬午、雨、左府腫物自昨日以外増煩、今日	

西暦		年	月日	事項	史料	年齢	
				毒殺説が出る。	巳心乱食事等減之、至一昨日者、食事勝于平日時云々、此間内薬事竹田法印、清法眼両人令談合進之、而一昨夕八日竹田法印薬ニ裏□請之、帰宿所成加減則持来、彼薬服用以後以外大事也、於今度違例、万一有存命者、於子孫可停止医師旨、已対諸人吐荒言之処、已得減欲平癒之間、彼法印惜其名、加毒由説途語道、雖然不知実否、（雅10日条）		
			8・24	尊敦親王の青蓮院入室の御祝に祗候する。	今日竹田二宮御方青蓮院ニ御サタマリノ御礼ニ参也、御方ニテ御対面アリ、ツイテナカラ御ミヤクニ参也、御酒被下也、四辻・源大納言・民部卿・予、酒ノシヤウハン也、（言国）		
			9・18	内裏へ酒、折り詰め等を進上。	雨下、参内、依言国朝臣相伝也、有一献、竹田昭慶法印進上御捶折等、青蓮院准后同伺候、右兵衛督雅康、実興朝臣等下姿候簀子、及大飲乱舞、無上下差異、不可然歟、（親）		
1477		9	2・1	内裏に鱈を進上。	たけたしろ御まなまいらする。（湯）	57	
			6・1	内裏にみるを進上。	たけたみる一をりまいらする。（湯）		
			6・19	内裏に活貝を進上。	たけたいきたるかひまいらせらる。（湯）		
			7・13	広橋綱光加療につき、馬、	戊寅。晴。早旦賀細河〔細川〕讃岐守・同		

西暦	年号	年	月日	事項	史料	年齢	備考
	文明			太刀を賜る。	兵部大輔・竹田法印等宿所、出仕以後未罷向間、賀向者也。讃岐守成之所労之間、息弥九郎令対面者也。兵部大輔留守間中置、竹田法印許馬一疋・太刀一腰持向、先公御病中紛骨之間表一段之礼所也。令刈懇謝之。（兼顕卿記）		
			8・21	内裏より酒樽を賜る。	御たる二かたけたにたふ。（湯）		
			9・6	内裏に鮭を進上。	たけたまいらするとて。すへよりあい御まなまいる。（湯）		
			10・16	内裏にふりこを進上。	たけたふりこ一をけまいらする。（湯）		ふりこ（海月で作った食材）
			11・16	内裏へ鱈を進上。	たけたまいらするとて。ゆきの御まなすへよりまいる。（湯）		11月 応仁の乱ほぼ鎮まる
			11・26	安禅寺殿へ鳥子紙三百枚を進上。	あんせん寺殿よりたけ田まいらするとて。とりのこ三百まいまいる。（湯）		
			12・30	内裏へ美物三種を進上。	たけた三色まいらする。（湯）		
1478		10	1・18	内裏へ魚を進上。	たけたまいらするとて。すへより御まな三色まいる。（湯）	58	
			2・15	内裏より尊敦親王の薬代賜る。	たけたに二宮の御かたの御やく代五百疋つかはさるゝ。（湯）		

2・21	日野富子に安蟲丸を進上。	竹田法印、御方御所様へ安蟲丸調進上、（蜷）
2・23	源亜相邸での酒宴に加わる。	天顔快晴、依藤女房来、晩頭自源亜□許可来之由被命之間、則罷向、兵部卿、昭慶法印□在座、盃酌及数反、入夜帰宅、（実）
2・25	内裏へ白魚を進上。	たけたしろ御まな一をけまいらする。（湯）
4・21	勝仁親王の病気を胗脈。	宮御方御モウキ間、今朝竹田法印メシ御ミヤクヲトラセラル、ナリ、御風気之由也、（言国）
5・1	義政より馬を賜る。	竹田法印ニ先度公方様より可被下之由被仰出候御馬月毛、次郎四郎方より可被請取之由、貴殿依□遣之、（蜷）
5・3	馬の礼に参上。	竹田法印、一昨日御馬御礼被参申、以次貴殿御養生薬持参之、（蜷）
5・20	尊敦親王御不例により召される。	夕かたほとより二宮の御方御ぬるけにて。御きもつふし申つくしかたき御こと〻もにて。ほういんめす。こよひはしこうせす。けさとくほういんまいりて申やう。御むしけのよし申て。御くすりともまいらする。御やうしにもうらなはされて。御なて物いたさる〻。（湯）
5・29	尊敦親王の薬代を賜る。	二宮の御方御けんの御分にてめてたさにほ

文明			
			ういんに御やくたゐかつ〳〵とて一疋たふ。（湯）
	6・1	尊敦親王を胗脈。盃事で謡う。	たけたほういん二宮の御みやくにけふもまいる。くこんのませられてうたはせらるゝ。きゝことなり。（湯）
	6・3	内裏へみるを進上。	たけたみるまいらする。（湯）
	6・5	尊敦親王を胗脈。	ほういん二の宮の御方へさきまいらする。（湯）
	6・9	月次弁財天法楽御楽。定盛も聴聞し、馬道で謡と太鼓を仕る。	へんさい天の御かく。……せうけいも御かくちやうもんにまいり。めんたうにてうたはせらるゝ。（湯） 竹田法印チヤウモンニ祇候間メシフカレ、ウタイ・タイコ仕也、近比面白云々、大酒在之、晩影ニインコンハテ了、（言国）
	8・3	尊敦親王胗脈に参内。	竹田法眼二宮御ミヤクニ参也、御酒被下了、（言国）
	9・10	内裏に鮎を進上。	あゆたけたまいらするとて、すゑよりまいる。（湯）
	11・22	尊敦親王胗脈に参内。	竹田二宮御方御ミヤクニ参也、長橋局ニテ也、御酒被下也、予シヤクニテ也、源大納言・民部卿在之、（言国）
	11・26	言国に干香養月畢湯を送	竹田法印方ヨリ薬送タフ也、干香養月畢湯

			る。	也、先度於、禁裏ミヤクヲトラスル間也、仰ニヨンテ也、（言国）	
		12・10	天皇御沙汰の田楽事。馬道で謡う。	御さたのてんかく事あり。つうけん寺殿御まいり。たけたほういんに。めんたうにてうたはせらるゝ。御さか月五こん御ひしひしとまいる。めてたし。（湯）	
		12・30	内裏へ美物三種進上。	たけたまいらするとて。すゑより三色まいる。（湯）	
1479	11	3・9	三躰詩講尺のあと、尊敦親王方での宴に酒樽進上する。定盛の美声に興あり。	三躰詩講尺有之、及晩昭慶法印進上御樽於二宮御方、源大納言、兵部卿、滋野井等祗候、伏見殿、梶井殿、安禅寺殿、通元寺殿等御座、昭慶美声有其興、（実）	59
		3・19	内裏で花見の御兆子事あり。お召により一句詠む。	今日為花御覧有御兆子事、伏見殿、梶井殿、妙法院宮、安禅寺、曇花院宮、旧院上﨟等、内府、四辻大納言、左大将、源大納言、兵部卿、滋野井―、民部卿、大蔵卿、下官、言國朝臣、以量、源富仲等祗候、昭慶法印依召候簀子、有御連歌、昭慶一句申之、生涯之眉目未曾有之事歟、珍重々々、一折事了、其後於長橋局前有乱舞、地下大名等被官者共也、敷舞台音曲有其興、昭慶、貞慶同祗候、大飲及天明、其	

西暦	和暦	年	月日	事項	出典	年齢	備考
	文明		3・24	尊敦親王に召され盃事あり。	興有余者也（実） 昭慶法印参入二宮御方、有盃酌、（実）		
			7・21	内裏へ魚二種を進上。	たけたまいらするとて。すゑより御まな二色まいる。（湯）		
			8・9	番衆所で謡を披露。	せうけいまいる。はんしゆ所にてうたはせらるゝ。（湯）		
			9・16	内裏へ雁を進上。	たけたまいらするとて。すゑよりかんまいる。（湯）		
			9・21	尊敦親王より折を賜る。内裏へあか物を進上。	二の宮の御かたへも御はらい。をり五かうまいる。せうけいにつかはさるゝ。｜：たけたまいらするとてすゑよりあか物まいる。（湯）		あか物（赤魚？小豆？）
1480		12	1・21	十九日より後土御門天皇御不予。この日から定盛が治療に加わる。	けふもおなし御（と？）をりにて。御くすしともまいる。たけたほういんもまいる。（湯）	60	
			1・23	治療に参内。謡を披露。	けさもほういんまいる。くこんをめてたうてたふ。（湯）		
			1・28	治療の為に参内。	せうけいもまいる。しやうれん院御からに御まいり。おり□かう。三かまいらるゝ。せうけいにもたふ。（湯）		
			2・2	この頃より定盛が後土御門	けふよりたけたほうけん御くすりまいらす		ほういん

	天皇の治療に専従するようになる。	る。こよひはへちして御おこりなし。(湯)	の誤りか
2・4	半井明茂と丹波重長が後土御門天皇の治療を辞退。	禁裏自去月十九日御不予、此間御増気、従御風気心気云々、昭慶法印進御薬、成長朝臣辞退云々、(晴) 主上去月十八日より御悩也、半井二位并重長醫断、不及了簡之由申間、竹田参申云々、御本複ノ所、令再発給条御難義之由重長申云々、(大　6日条) ほういんけふもまいる。(湯)	
2・7	治療の為に参内。	たけたほういんまいる。なから井もまいる。(湯)	
2・8	漢薬を進上。	せうけいの御くわんやくまいらする。(湯)	
2・10	治療の為に参内。	せうけい御みやくにまいる。御けんのよし申。(湯)	
2・13	治療の為に参内。	せうけい御みやくにまいる。(湯)	
2・14	治療の為に参内。	なからい。せうけいまいる。またいさゝか御みやくわろきよし申て。かわりたる御くすりまいらする。(湯)	
2・15	治療の為に参内。	せうけゐまいる。けふ御みやくしたゐなきよし申。まつめてたし。(湯)	
2・17	治療の為に参内。	せうけいまいる。御みやくよきやうに申。	

		めてたし。(湯)
2・21	治療の為に参内し、このわたを賜る。	あんせん寺殿よりくわんれいまいらするとて。こうはい五十まいる。せうけいに二十つかはさるゝ。かたしけなきよし申。(湯)
2・22	治療の為に参内。	せうけゐ御みやくにまいる。(湯)
2・27	治療の為に参内。	たけた御みやくにまいる。(湯)
3・6	治療の為に参内。	せうけゐ御みやくにまいる。(湯)
3・12	治療の為に参内。	たけた御みやくにまいる。御ゆかけやうやう御さたあるへきよし申。なから井をもめして。御ゆの御つゐて御さためらるゝ。(湯)
3・17	天皇快気により褒美を賜る。あと謡あり。	けふ御ゆそとめす。御ゆに入おとも。せうけゐまいらせらする。御さか月やかしまいる。せうけゐには御ほんに。うすこりはゐのしゆすたふ。御やくたゐいつれ御所まいりてたふへき御さたなり。御ゆよりさきに御みやくにまいる。なから井にはしろ御たちたふ。みな〳〵しうちやく申。……せうけいもしこうさせられて。うたゐなとありて御ひし〳〵と御めてたし。(湯)
5・17	内裏へみるを進上。	たけたまいらするとて。なかはしよりみる

1481		13			のをりまいる。（湯）	61	
			6・17	内裏より近江瓜を賜る。	しやうれん院より二宮の御かたへあふみうり卅こまいる。十こ御所へまいる。廿こたけたにたふ。（湯）		
			7・17	上洛する。	竹田法印上洛云々、（大）		
			8・2	内裏へ髭籠を進上。	ゑときにしむきの御庭にてかたらせらる〻。せうけいひけこまいらする。みん部卿よりせうけいたひたるとて御たるまいり御しやうくわんあり。（湯）		
			8・25	内裏へあか物を進上。	たけたまいらするとて。すへよりあか物まいる。（湯）		
			12・16	勝仁親王元服の修礼の席で謡を披露。	御ゆとの〻うへに御ひやうふたて〻。大かたそのきあり。めてたし。……せうけいめしてうたはせらる〻。これもおり。御たるまいらする。（湯）		
			12・29	内裏へ美物二種進上。	たけたまいらするとて。すゑより二色まいる。（湯）		
			3・3	尋尊、松林院兼雅を竹田に診せるよう勧める。	大納言得業相語、兼雅僧正所労珍事也、笠坊之薬も不合、松井之薬も不合、且又両人共以捨之、手も力も無之云々、予仰、早々令上洛、竹田ニ可有対面之条可然旨仰了。（大）		

1481	文明	13	3・13	定盛のとりもちで内裏手猿楽が行われる。定盛の子も能をする。	夜ニ入五時分ニハシマル也、先ハヤシ物ヲシ、其後□サル楽在之、竹田法印トリモチニテスル也、竹田子モ仕也、御方御所庭ニノタイヘヒロケラル、也、一献在之、伏見殿・御室・勧修寺宮御参アリ、男祇候方〻、源大納言・侍従中納言・民部卿・予・資氏朝臣・元長・源富仲、猿楽衆各召出、男衆シヤクニテ時〻御酒タフ也、夜明テハテ畢、ノウ入破何ニカ十番計仕了、(言国) 午後自禁裏有召之間自彼亭直参内、有御連歌、去九日御発句、同脇等被続之、百句入夜事了、伏見殿、仁和寺宮、勧修寺新宮等御参、今夜於宮御方昭慶息以下蚤々有手猿楽、拍子物、有其興、及天明、(実) せうけゐ宮の御かたへをり。御たるよいる。御ひし〳〵と御しやうくわんにてこちたく夜前もあくる。(湯) 今夕禁裏手猿楽候、くすしの竹田子、備中守護被官人、御台御中間、さいもくうり、下〻司なと仕候、御庭つちと御番の事、予ニ被仰出候、沙汰候也、ことのほかきふく	61

		不可人入之由候也、（山科家礼記）	
3・15	後土御門天皇のデキモノを診る。	昨日ヨリ御所様ウシロニイサ、カ物御イテキアル也、先剋竹田法印召ミセラル、ト云々、クルシカラサル由申云々、昭慶に御酒被下由御物語在之、（言国） せうけゐ一昨日の御れゐにしこう。御みやくにもまいる。（湯）	
3・18	安禅寺殿参内。竹田親子らを召して謡を披露させる。御ふくを賜る。	たけたをやこ。もりとみなとめしてうたわせらる丶。夜くるまて御ひし／＼なり。せうけいに宮の御かたの御ふくたふ。しうちやく申す。（湯） モリトミ□タワセラル、也、竹田法印・同彦二郎〆サルト□他行、夜ニ入参、ウタイマイ在之、……竹田ニ宮御方御小袖御服ウキヲリ物被下也、（言国）	
3・21	尋尊、松林院僧正を竹田に診せるよう勧める。	松林院僧正違例大事也、松井法眼以下捨之間、令上洛可見参竹田法印之由仰遣之了、（大）	
4・30	内裏へ魚を進上。	たけたまいらするとて。すゑより御まなニをしきまいる。（湯）	
8・14	御土御門天皇のデキモノを診る。	たけためして御てき物みせらる丶。（湯）	
			4・2　一条兼良没す

9・3	後土御門天皇のデキモノを診る。	御てき物ありてせうけゐめす。（湯）
9・13	内裏へ赤魚を進上。	たけたまいらするかん。あか御まなりへよりまいる。（湯）
12・吉	横川桂三が定盛寿像に讃を書く。	「竹田昭慶法印寿像讃」（『補菴京華続集』）

1482　文明 14　62

2・4	後土御門天皇を診脈。	御風けにて。せうけい御みやくにまいる。（湯）
4・11	治療に参内。	たけた御みやくにまいる。（湯）
4・25	治療に参内。	せうけい御みやくにまいる。（湯）
6・6	治療に参内。	御もうき御大事なるとて。たけたまいらせらるゝ。（湯）
7・29	内裏へ貝二種とみるを進上。	たけたまいらするとて。すゑよりかひ二色。みるまいる。（湯）
8・21	内裏へ雁を進上。	たけたまいらするとて。すゑよりかんまいるを御藤入まいらせらるゝ。わか宮の御かたもおなし。（湯）
8・22	内裏へ赤魚を進上。	たけたまいらするとて。あか御まな十いらする。（湯）
10・16	内裏へ鱈を進上。	たけたまいらするとて。ゆきの御まなすへよりまいる。（湯）
12・28	内裏へ雁、アワビ、鱈を進上。	たけたまいらするとて。すゑよりかん一。

1483	15		上。	かいあわ一折。ゆき五まいる。(湯)	63
		4・1	竹田法印死亡。(噂?)	竹田法印円寂、医師随分上手也、不便、近日父子共ニ違上意了、(大)	
		5・8	内裏へみるを進上。	たけたまいらするとて。すへよりみるのをりまいる。(湯)	
		8・23	内裏へ初雁を進上。	たけたまいらするとて。すへよりはつかりまいる。(湯)	
		8・30	後土御門天皇を診る。	御はらいささか御わつらゐにてせうけいめす。(湯)	
		9・12	内裏へ赤魚を進上。	あか御まなまいらする。たけた。(湯)	
		10・14	後土御門天皇を胗脈。	たけた御みやくに御まいり。御くすりまいらする。(湯)	
		10・25	内裏へうらしき(?)を進上。	たけたうらしきしん上申。(湯)	
		11・5	内裏へ漢薬を届ける。	せうけい御くわんやくまいらする。(湯)	
		11・30	御不予。召される。	陰、当番第一請取也、但依故障及晩参内、聊御風気云々、昭慶法師祗候、給御脉、無殊御事云々、珍重々々、今夜候黒戸、(実)	
		12・29	内裏へ美物三種を進上。	たけたまいらするとて。すゑよりひふつ三色まいる。(湯)	
1484	16	4・21	内裏へ午黄円を進上。	せうけいゐんよりのほりて御れいにまいる。こわうゑんまいらする。(湯)	64

1484		
文明		
16		
6・25	瓜三荷を賜る。	侍従中納言より御うりのかこまいる。ひむかしのとうゐんとのよりも御うりまいる。二宮の御方へしやうれん院殿よりまいる。三かたけたにつかはさるゝ。(湯)
6・26	五百疋を賜る。	たけたに宮の御かた御けなりけにわたらせまして。めてたさとて五百疋たふ。(湯)
9・11	内裏で花を立てる。	たけたほうゐんめして。御くわひんのはなたてさせらるゝ。しうんゐんしんしやうとて。からのはちの物もちてまいる。宮の御方。あんせん寺殿御まいりにて御らんせらるゝ。女はうたちへ花みまいらせらるへきにてつとゐまいりにてくこんありて。ひし〳〵とのみまいりてめてたし。(湯)
9・15	内裏へ鮭を進上。	たけたまいらするとて。すへよりあか御まなまいる。(湯)
9・16	内裏で花を立てる。	たけたほうゐんめして。御たてはなたてさせらるゝ。(湯)
10・7	後土御門天皇を脉脈。	たけたほうゐんめして。御みやくとらせらるゝ。御かさけのよし申。御くすりやかてまいる。ことのほか御もう〳〵にに。さもをつふしまいらする。(湯)
10・8	治療の為に参内。	けふもほういんまいる。おなし御とをりの
64		

		よし申。御くすりかはりてまいる。（湯）
10・9	治療の為に参内。	けさも御みやくにまいる。御ねつきひくよし申。御くすりかけんしてまいる。（湯）
10・10	治療の為に参内。 定盛の投薬に効果あり。	けふもほういんまいる。あきみちに御なて物いたさるゝ。ありのふにもおなし。御やうのかみありむねも申いたす。御くしをいたさるゝ。けふはつよく御むつかしくて。御かちにむりやう院まいらるゝ。（湯） 晴、行事如例、晩頭忽可参候之由被仰下之、仍参内之処、御熱気超過心神凡令失度御之間、聊可被仰置之條々在之間有召、雖然於于今聊御本復之間、先可退出之由被仰下之、暫候御前、無量壽院祐済僧正候加持、御薬昭慶法印進上之云々、御悩之躰消魂者也、小時退出、（実）
10・11	治療の為に参内。	せうけいまいる。御くすりとりかへ〳〵まいる。（湯）
10・12	治療の為に参内。	けふまて御かちおなし。又おこらせおはします。せうけいもまいる。（湯）
	後土御門天皇に薬進上。	晴、御悩猶御同篇云々、此間竹田法印進御薬云々、（後 19日条）
10・22	治療の為に参内。	たけた御みやくにまいる。（湯）

1484　文明　16

月日	事項	史料
10・25	治療の為に参内。	たけたまいる（湯）
10・27	治療の為に参内。	ほういん夜に入てしこう。（湯）
10・29	治療の為に参内。	せうけいまいる（湯）
11・3	治療の為に参内。	ほういんまいる。（湯）
11・5	治療の為に参内。	けふもほうゐんまいる（湯）
11・10	治療の為に参内。	ほういんまいる。（湯）
11・12	治療の為に参内。	御むしけことのほか御むつかしくて、御くすり色〳〵まいる。御こしいのかすもはけし。ほういんまいる。（湯）
11・14	治療の為に参内。	けふもおなし御しとり（とをカ）。ほういんまいる。（湯）
11・15	治療の為に参内。	けさもおなし御とをり。御みやくにまいる（湯）
11・16	勅定により周防を内裏に伴う。	竹田すはふをつれてまいる。（湯） 及昏参内、御病体同篇之内聊御減気云々、今夜候黒戸、今朝竹田周防元慶依勅定昭慶法印召具之参入、頗可請美目□□、（実）
11・18	治療の為に参内。	せうけいまいる。くれほとに御里にいらせおはしましてめてたし〳〵。（湯）
11・19	治療の為に参内。	せうけいまいる。（湯）
11・20	周防が昭慶の代診で後土御門天皇を診る。	ほういんあし（さカ）あふことありて。御みやくにけんけいまいる。（湯）

64

11・22	治療の為に参内。	ほういんまいる。(湯)
11・23	治療の為に参内。	竹田ほういんまいる。御くすりひ事にまいる。めてたし。(湯)
11・25	治療の為に参内。	せうけいまいる。(湯)
11・28	後土御門天皇本復の盃事に召され、謡を披露。	まつの木よりかん一。御たる一かまいる。めうれん寺より三色。一かまいる。いよ殿より御かゆなとまいりて。御ひし〳〵と御さか月まいる。めうれん寺もしこう。せうけいもめして。もりとみなとゝうたふ。(湯)
12・4	内裏で花を立てる。	せうけいまいる。御花ひんの花たてさせらるゝ。(湯)
12・7	内裏内々の本復祝で謡披露する。酒肴を届ける。	内々のおとこまいる。女中御てうし事申さた。……たけたほうゐんおり三かう。二かまいらする。(湯) 晴、今日御不予之後女中以下珍重之由申入之、進御兆子云々、仍一桶両種進上之、近臣大略参集、昭慶法印以下地下美声有其興、及深更、天酌拝領之後雖未終事退出了、于時三更之後也、時宜快然、珍重々々、(実)
12・11	後土御門天皇を診脈に伺候	せうけい御みやくにまいりて。御まへにて

西暦	年号	年	月日	事項	史料	年齢
	文明			し、御前で歌舞披露。	たふ。みなうたゐまいとも□□。はんしゆのほか。おとこたち二三人めして。けふも御ひし〳〵也。御楽なとありておもしろし。（湯）	
			12・19	診脈に伺候し、褒美の品と二千疋を賜る。	御ゆかけそと御さたあり。せうけい御せんし物まいりて御ゆに入。……せうけい少かた御みやくにまいる。くろとの御ひさしにて一たふ。けふのめてさたとて。御ほん。かうはこ。二千疋のおりかみたふ。かしこまり申。（湯）	
			12・27	内裏より酒肴を賜る。	ひんかし山殿よりまいらせられたるとて。おり十かう。御たる五か二宮の御かたへまいる。せうけいに三かう。一かたふ。（湯）	
1485		17	2・17	実隆に酒魚を贈る。	竹田法印昭慶棰一荷、□魚一折、螺一折送之、則招亜相、滋野井等夕湌相伴、基綱卿同前、（実）	65
			3・10	実隆が内裏で『延寿類要』を進読。	今日予於御前延壽類要少々読之、御不審□粗申入……（実）	
			3・13	内裏へ白砂糖を進上。	たけたまいらするとて。しろさと一をけまいる。（湯）	
			閏3・19	義尚、定盛を島津武久の病の為に鹿児島へ派遣。定盛	忠昌様御心地、諸医師療治被申候へ共、其験なきに依而、京都被申登候而、公武の御	

西暦		年齢	月日	事項	史料		
				薩摩に着く。	意を被受、竹田之法印を被申下之間、去壬二月「十」九日二鹿児島江下着す、（文明記）		
1486		18	1・元日	桂寿庵を訪れる。桂菴が元旦の漢詩を贈る。	「丙午元旦随例記愚齢」（島隠漁唱）	66	
			2・晦日	定盛、鹿児島を立ち京へ向かう。	長享元年。丁未。春二月晦日。送還竹田法印昭慶。（島津国史）		
				桂菴玄樹「送大医竹田公帰京師詩」を詠む。	桂菴玄樹「送人医竹田公帰京師詩」（島隠漁唱）		
			4・26	内裏へ魚二種を進上。	たけ田まいらするとて御まな二色まいる。（湯）		
			7・12	定盛、堺へ下向。	今日竹田法印自京至（蔗軒日録）		
			7・17	定盛、内裏へ挨拶に参上。天皇を診脈し、御前で盃を賜る。	夕かたせうけいゐ中よりのはりたるとて御れいにまいる。御ちん。こわうゐん。すいしやうのたう（まカ）なとまいらする。御ふた御所へも色〳〵にまいらする。御たいめんあり。御みやくとらせらるる。御まへにじくこんたふ。（湯）		
			7・22	後土御門天皇を診る。	夕かたほとより御もう〳〵と（にカ）いらせおはしまして。せうけいめして御みやくにまいる。御くすりたひ〳〵まいる。（湯）		
			8・5	治療の為に参内。	せうけい御みやくにまいりて。なをなを御けんのよし申。（湯）		

文明		
8・9	治療の為に参内。	たけた御みやくにまいる。くこんたふ。(湯)
8・13	治療の為に参内。	たけた御みやくにまいる。(湯)
8・19	治療の為に参内し、あと花を立てる。	たけた御みやくにまいる。御くわひんにはなたてさせらるゝ。くこんたふ。(湯)
8・27	薬代を賜った御礼に伺候し、胗脈する。	御おこりのゝちはしめて御ゆかけ御さたあり。せうけいほうゐん御やく代の御れゐにまいる。御みやくとらせられて。御ほんに御かうはこすへて。はや〳〵と御ほんふくめてたきよしおほせられてたふ。(湯)
9・7	内裏へ鮭を進上。	たけたまいらするとて。すゑよりあか御まなまいる。(湯)
10・21	後土御門天皇を胗脈。	たけた御みやくにまいる。(湯)
10・29	内裏へふりこを進上。	たけたふりこ一おけまいらする。(湯)
11・5	賀州横北の件で亀泉集証に使いを出す(集証は翌日に定盛の子の祖舜と会う)。	自竹田法印方就賀州横北之事有使。恵一合一荷。(蔭)
11・14	内裏へ初鱈を進上。	たけたはつゆきまいらする。(湯)
時期不明	この頃に横川桂三、彦龍周興から漢詩を贈られる。	横川桂三「依桂菴老人東字韻寄呈養浩齋詩幷序」(補菴京華新集) 彦龍周興「寄竹田法印詩幷序」(半陶文集)
12・28	内裏へ魚三種を進上。	たけ田まいらするとて。御まな三色すゑよ

西暦	年号	年齢	月日	事項	出典
					りまいる。(湯)
1487	長享元	19	1・11	内裏へ美物二種と酒を進上。	せうけい二色。二かまいらする。(湯)
			2・8	内裏へ魚三種を進上。	たけた御まな三色まいらする。(湯)
			2・18	内裏へ鱈を進上。	たけたしろ御まなまいらする。(湯)
			2・29	昭慶、奈良より下向し、内裏へ脈診に伺候。	せうけいほうゐんならより下かうとて。こもし一折。御たる二かまいらする。しこうにて御みやくにまいる。(湯)
			4・7	義尚の病の医評定に加わる。	……此時有医評定。重長頼□上池院。竹田法印。清侍従参。(蔭)
			4・18	内裏へ蛤を進上。	たけたはまあふりまいらする。(湯)
			4・24	尊敦親王の乳母を診脈。	たけたまいる。二宮の御かたの御ちの物みまいらせ候。(湯)
			4・26	内裏へみるを進上。	たけたよりはつみるまいる。(湯)
			5・4	義尚平癒により褒美を賜る。	就室町殿御不例平癒。……竹田法印。同法眼。上池院。祐乗坊。亦各賜御服一領云々。(蔭)
			文明19年度中(日時不明)	名前を定盛と改める。	文明十九年、義政の法名に慶の字あるにより、名を定盛とあらたむ。恩息みな慶の字を除く。(寛永諸家譜)
			9・12	先例に習い義尚の出陣に必勝円、如意丸を献じる。法	長享元年九月十二日、常徳院殿様江州御動座当時在陣衆著到、……、御医師　上池院
		67			

長享		眼（尭慶か）は義尚江州動座に加わる。	竹田法眼　祐乗坊……宿老ハ馬上之御供也、御所様之御出、其御跡医者并博士之者、同朋衆、御牛飼童菊なともまいる也、（常徳院江州動座当時在陣衆著到）或人語云、相公御出陣時　法眼献必勝円、蓋先例如此、竟被召具後陣、其後其爺竹田法印令参陣、献如意丸、是亦先例也、（蔭10月7日条）
	9・21	尊敦親王を胗脈。	たけたほうゐん二宮の御方御みやくにまいる。（湯）
	10・23	嘉楽門院に薬を進上。	ひんかしのとうゐんとの御ちひやうおこりて。御ことをそんする。たけたしけなかまいる。御くすりともまいりてやう〳〵と御心いてきさせおはします。めてたし〳〵。（湯）
	11・19	内裏へふりこを進上。	たけたまいらするとて。すへよりふりこまいる。（湯）
	11・24	後土御門天皇を胗脈。	たけた御みやくにまいる。いさゝか御かさけのよし申て御くすりまいる。（湯）
	閏11・14	後土御門天皇を胗脈。	御かさけにて。たけためして御みやくとらせらるゝ。御くすりやかてまいる。（湯）
	12・30	内裏へ魚二種を進上。	たけたまいらするとて。御まな二色すへよ

					りまいる。(湯)	
1488		2	2・8	内裏へ鱈を進上。	たけたまいらするとて。すゑよりしろ御まなのをけまいる。(湯)	68
			4・26	後土御門天皇を診脈。	たけたまいりて御みやくとらせらるる。(湯)	
			5・3	内裏へみるを進上。	たけたまいらするとて。みる一折すゑよりまいる。(湯)	
			5・4	内裏へ海棠の枝を進上。	たけ田まいらするとて。すへよりかいたうの枝まいる。(湯)	
			5・26	義尚、痢病を患う。定盛らを召す。	室町殿御痢病難義之間、重長朝臣、竹田法印等今日被召下之云々、驚存者也(実)	
			6・6	内裏へ海藻を進上。	たけたまいらするとて。すゑよりかいそう一折まいる。(湯)	
			6・13	内裏へみるを進上。	すゑよりたけたまいらするとてみる一をりまいる。(湯)	
			6・30	御不予。定盛を召す。	夕かたほとよりふと御もう〳〵にて。たけたほういんめす。御かさけのよし申。御くすりまいらする。御ねつきありて御むつかしくて。御わ御こゑなし。(湯)	
			7・1	治療に参内する。折、酒樽を賜る。	御もう〳〵けさもおなし御とをりにてあり。……しやう花院よりをり五かう。御たる三かまいる。たけたほういんに三かう。	

長享

		二かつかはさる、。……ほういんまたまいりて。御くすりかわりてまいらする。をなし御とをりのよし申。（湯）
7・4	尊敦親王不例に召されるが遅いので重長が呼ばれる。定盛は夕方に参上。	二宮の御かたこれも御もう〱にてふとなる。たけたおそくてしけなかめす。御ことをそんして御きもつふし也。されともしけなかしこうにて御とりなをしあるやうにてまつめてたし。夕かたほういんまいりて御みやくとりまいらする。一昨日より御風又入たるよし申て。御くすりかへてまいらする。二の宮あか月また御ことそんする。しけなかいそきめす。（湯）
7・5	尊敦親王を胗脈。	ほういん御みやくにまいる。（湯）
7・6	治療の為に参内。	けふも御みやくにまいる。（湯）
7・7	治療の為に参内。	夕かたほとにほういん御みやくにまいる。御けんのよし申。（湯）
7・13	定盛、病む。	たけ田くわんらくとてしこうせす。（湯）
7・18	定盛の病癒えず内裏へ不参。重長を召す。	ほういんくわんらくとてまいらす。しけなかめして。御みやくのやう御たつねあり。御ねつきはさりたるよし申。御くすりかへてまいる。（湯）
8・7	治療代千疋を賜る。	けふの御ゆにつきてたけたに千疋のおりか

1489		3			69
				みたふ。（湯）	
		8・19	義政の病を診る。	一昨十九。重長。竹田法印。祐乗法眼。上池院取御脈。皆同意白之。上池所進之御薬可也。各々白之。自十九日御起気無之。御験之第一也。自昨日廿日始供御ヲ御メシアリ云々。（蔭　8月21日条）	
		11・1	南都より下向し、内裏へ魚、酒を進上。	たけたほうゐん南とより下かうとて。御まな。御たる一かまいらする。（湯）	
		11・16	内裏へ鱈を進上。	たけ田まいらするとて。すへよりゆき一折まいる。（湯）	
		11・23	後土御門天皇を診脈。	御かさけにて。たけた御くすりおほせられてまいる。（湯）	
		12・14	尊敦親王に折詰、酒樽を進上する。召されて盃を賜る。	二宮の御方へたけたほうゐんをり。御たるまいらする。めして御さか月たふ。しうちやく申。（湯）	
		12・30	内裏へ美物二種を進上。	たけたまいらするとて。二色すへよりまいる。（湯）	
		1・8	年賀に参内。きんりょう丹を進上。	たけたほうゐん御れゐにきんりようたん一つゝみもちてまいる。くこんたふ。（湯）	
		1・25	松梅院禅予を訪ね金覆輪、牛黄円二百粒を贈る。	雨降也、今日竹田法印来臨、仍金覆輪幷牛黄円二百粒被所持也、対面而酒在之、（北）	
		2・24	松梅院禅予、定盛宅を訪れ	天気殊勝、今日竹田法印へ為礼罷出也、貳	

西暦	和暦	年	月日	事項	典拠	年齢	備考
1489	長享	3		る。			
			2・25	返礼に松梅院を訪ね、牛玉円五百粒持参。	百疋・天野一荷・肴両種、鯛・辛螺也、大酒在之、殊種々奔走驚目者也（北） 竹田法印来礼、殊酒梅一・牛玉円五百粒持参、有酒也（北）		
			2・27	禅予より南御所からの酒樽、折が届く。（産後薬の礼）	天気殊勝、今日竹田法印方へ、自南御所被下候御樽折三合・天野一荷遣之、返事仕之、産後薬送之（北）		
			3・2	相国寺雲頂院集鶴都寺を診脈。	齋前遣鶴都寺於竹田法印宅。先以出管請其往。対面取脈云。老瘧也。必与薬云々。（蔭）		
			3・26	松梅院へ薬を届ける。	自竹田法印方薬来也（北）		
			4・5	義熙（義尚）の没時、定盛は病で不参と祐乗坊が語る。	祐乗坊来談悦山居士御病中之事。重長。兼安。清侍従。祐乗坊。上池院相談。進上薬。竹田法印称病不参也（蔭）		
			4・12	義政病む。定盛ほか諸医を参集。	相公昨夜五鼓刻御不例。乃召上池院取御脈云。中風気也。左片身雖觸之無御覚云々 ――上池院・清侍従・重永・竹田法印。―― （蔭　13日条）		
			5・2	後土御門天皇御前で和剤方指南を進講。（全六回）	一日おほせられ候つるたけたたんき、あす九の時ふんにまいり候ハんするとの中候、かまへて〳〵御しこう候へく候よし中とて候、またゆめ〳〵しく候へとも、よそよりまいり候ほとにまいらせられ候、（実　長享	69	義尚没す

		3年5月5日～7日紙背） たけたほういんに。わさゐほうをよませられてきこしめす。宮の御かた。ふしみ殿も御まいり。小御所にてあり。はて、御てうしいて、おとこたちにもたふ。（湯） 天晴、午時参内、和剤方指南竹田法印定盛講之、於小御所落間有此事、源大納言、下官、滋野井中納言、民部卿、大貳、以量朝臣等祗候、今日先序表也、計也、事了被下一盞、親王御方、式部卿宮等同参給、又於黒戸北面壺内小預截鵠、各見物有興、及晩退出、（実）
5・7	和剤方指南を進講。	天晴、今日和剤方指南談義也、仍参入、伏見殿、仁和寺宮、青蓮院宮、梶井宮等参給、（実） わさゐほうのたむきあり。宮の御かたなる。ふしみとの。仁わ寺の宮。しやうれんの宮。かち井殿なと御まいり。（湯）
5・9	義政の灸に参上。進講は延期となる。	今日和剤指南講尺也、但定盛法印就東山殿御灸参候了、可随躰之由有其沙汰、仍暫祗候、於常御所庇御雑談、被下一盞、講尺延引之由治定之間退出、（実）

長享3	5・13	和剤方指南を進講。	わさゐほうのたんきにてふしみ殿御まいり。めうほう院殿。れんきも御まいり。御むろ御所。くわん御所もけふもなる。たんきのゝち。こせんにて御さか月まいる。(湯)
	5・18	和剤方指南を進講。	わさいほうのたんきあり。(湯)
	5・22	和剤方指南を進講。	貞盛法印和剤指南講尺、(実)
	5・26	禅予に樽一荷・蓍鮨・柑子を贈る。	今日竹田法印方より樽一荷・蓍鮨・柑子被送也、即南御所様へ除鮨進上、(北)
	5・29	和剤方指南の進講が終了。	今日和剤指南講尺結願云々、可参候之由思給処、僕等故障之間不参、(実) たけたわさいほうのたんきけふまで申。(湯)
	6・8	定盛の子(僧)が薬を進上。	けさたけたの子のそうをめして。御くすりまいらする。(湯)
	7・19	禅予より丹瓜が届く。	天気殊勝、竹田法印方へ丹瓜一荷謂之、(北)
	8・8	二尊院より麝香の臍を賜る。	二そん院まいらるゝ。御たいめんあり。たけたにさかうのへそつかはさるゝ。(湯)
	8・10	内裏に午黄円を進上。	たけた御れゐにしこう。五わうゑん五かゐまいらする。(湯)
延徳元	9・2	内裏へ蜜柑を進上。	たけ田まいらするとてかんまいる。(湯)

		9・5	内裏へ鮭を進上。	たけ田まいらするとて。すゝにてあか御まなまいる。（湯）		
		9・8	後土御門天皇を診脈。	御てのこうちといたくて。たけ田におほせらるゝ。つけ御くすりまいらする。（湯）		
		11・12	内裏へ鱈を進上。	たけ田まいらするとて。すへよりゆきの御まな一折まいる。（湯）		
		12・25	内裏へ美物、柳樽を進上。	たけたひふつ五色。やなき十かまいる。とく大寺へ御まな三色つかはさるゝ。（湯）		
1490	2	1・14	御不予。定盛に嘔吐の薬を仰せ付けられる。舜蔵主が診脈に伺候し、薬を届ける。	――参内則参御前之処、御風気自昨日以外也、御吐却一向無御食政之由被仰下、曾以不存知驚存之由申入之、數刻祗候、小時退出、月下源大納言来会、節会幷著陣作法等於南庭辺相談了、及深更御吐却猶甚之間、御薬事被仰遣竹田法印之処、一種又進上之、至暁更不就寝、御所之儀奉伺聞者也、鶏鳴時分聊御吐却間断之間休息了、（実） よへより御かさけの御心にて。しゅんさうす御みやくにまいりて。御くすりまいる。（湯）	70	1・7 義政没す 舜蔵主（定盛の子）
		1・15	治療の為に参内。	けさよりなを御むつかしくて。ほういんもまいる。あすのせちえにしゆつ御いかゝにて。おとろきともまいらする。（湯）		

1490	延徳	2		禅予、修正牛玉並巻数を進ずる。	今日修正牛玉幷巻数進之所〻事、次第不同也、御所様御 巻数・牛玉、同大御所様同、上様同、……竹内御門跡 以日代進上也、竹田法印 同、同周防殿 同、……（北）	70
			1・16	御不予好転。実隆が「定盛法印高名也」と記す。	如爾之儀等則参御前申入之処、御不例今日快然也、定盛法印高名也、（実）	
			2・23	後土御門天皇を胗脈。	ちと御かさけにて。たけたほういんまいる。御くすりいろ〳〵まいる。（湯）	
			3・2	内裏へ鱈を進上。	たけたまいらするとて。すへよりしろ御まなのをけまいる。（湯）	
			5・1	禅予より紫竹が届く。	今日自金臺寺紫竹一束到来、同竹出方へ遣、（北）	
			8・1	御所より馬を一匹賜る。	ふけよりの御むま一疋かもへまいる。一疋たけたにたふ。（湯）	7・5 義材10代将軍になる
			8・6	信濃諏訪社絵巻を叡覧に供す。	たけたほうゐんすわの御ゑりさむにいる丶。すはもたせてまいる。（湯）	
			閏8・25	内裏へおくし物を進上。	たけたまいらするとて。すへよりもおくし物まいる。（湯）	おくし物（不明）
			9・10	内裏へ漢薬を進上。	たけた御くわんやくともあわせてまいらする。（湯）	
			10・9	義視に針治療をする。	大御所様頃日有御雑熱太煩脳。今日竹山法	

		印用針。依之御煩脳少止矣云々。(蔭)
10・19	後土御門天皇を診て薬を処方する。尊敦親王に鮭を進上。	たけたほうゐんまいる。ちと御むしけにて御くすりまいらする。あか御まな二宮の御かたへまいる。(湯)
11・7	後土御門天皇に薬を処方する。	たけたまいりて。ちと御むしけとて御くすりまいらする。(湯)
11・9	治療のために参内。	たけた御みやくにまいる。(湯)
11・25	義視の主治医を解任される。	後聞、准后御腫物被改醫師、此間貞盛法印也、近江國百姓男称薬師利生奉付薬云々、内薬松井兵部卿進上之云々、(実 26日条) 自去月廿五日被改医者、元竹田法印、今上池院進内薬、江州百姓進付薬云々、件田夫安野下人縁者云々、(後 12月7日条) 入道准后御所已竹田法印併悪脈捨申由其沙汰間、今日遣状於竹田法印相尋之、不捨申由有誓文、又條々無誤旨有返答、松井戸松井田舎人等被召云々、近江国手原住人農人助某参入云々、阿野下人シウト也ト云々、傍題々々、(推)
11・29	安禅寺観心尼に薬を進上。	こよひ宮の御かたあもし御所へふとなしまいらせらるゝ。御ともに大す御まいり。ことの御やう御大事なり。御くすりはほうゐ

延徳

		んまいらせらるゝ。（湯）	
12・2	御不予。祖舜を召す。観心尼の薬は定盛が進上。	御むしけにてしゆんさうすめす。御くすりやかてまいる。あもし御所昨日の御くすりにて御けんなるに。よへよりもとのことく御大事にて。たけた御くすりをまいるよし御申。（湯）	祖舜（定盛の子）
12・5	願文と円鏡を北野社に奉納。	自竹田法印願書、同円鏡可奉納由仕之、（北）	
12・6	祖舜が、定盛の参内には葉室光忠の口利きがあったと実隆に話す。	……醫師大慶寺舜蔵主貞盛法印子、参入、御脉御減気之由申之、尤珍重々々、就中今度於准后御所労貞盛法印有失面目之儀、此題目委細被仰新中納言光忠卿、令達准后高聴者也、所詮如先々可被召仕之由以新中納言被申之、尤可然事也、併叡慮懇切御事也、委旨難述筆端矣、（実）	
12・7	参内を許される。	たけたほうゐん下の御所の御もうきはつきて。□つありてしゆつし□ぬにつきて。むろまちとのへ御申ありて。くるしからぬにてめす。しうちやくかきりな□。（湯） 去五日竹田法印願書奉納之処、昨日十日達本意、即参内之由在之、誠神威厳重由、難	

				有者也、願書文言殊勝云々、（北　8日条）		
			12・11 禅予に牛黄円を贈る。	竹田法印今朝来臨、牛黄円弐百粒随身、在京之間不能見参者也、（北）		
			12・13 禅予より天野酒・礼金が届く。	昨日竹田法印江天野一荷・白足持而罷出也、雪巣同道、種々酒在之、先日礼之也、（北　14日条）		
			12・28 定盛の功を賞し、領地を預かる。	日蝕料所加賀国石川郡米光村内西方事為御療治之賞所被宛下法印定盛（宣秀卿記）		
1491		3	1・4 内裏よりくゝゐを賜わる。	たけたほうゐんにくゝゐたふ。（湯）	71	1・7 義視没する
			1・13 内裏へ新年の挨拶に伺候。	たけたほうゐん御れゐにしこう。（湯）		極楽院（定盛の子）
			4・6 地方下向の挨拶に内裏へ祇候。極楽院を同道。	たけた物へまいる御や《（いカ）》とまこひにまいる。子のこくろくゐんはしめてつれてまいる。（湯）		
			4・7 内裏へ午黄清心円を進上。下向の餞に酒樽を賜る。	たけた五わうせいしんゑんまいらする。ゐ中へ御（く）たるはなむけことさら御さたあり。（湯）		
			5・19 青蓮院宮御不例。定盛を召されるが他行中で祇候できず。翌日に極楽院が祇候。	しやうれん院の宮御もう／＼にて御やうしやかてとてなる。夜に入て御むしけにて。御くすしめすにたきやうとてしこうせす。（湯） ちと御心わろきによりこくらくゐんめして御くすりまいる。二宮の御方も御みやくと		

1491 延徳 3			らせらるゝ。御おこりけのよし申て御くすりまいらする。御やく代をたふ。（湯 22日条）	71	
	5・22	内裏へみるを進上。	たけ田まいらするとてすへよりみ□まいる。（湯）		
	6・19	帰京の挨拶に内裏に伺候。盃を賜う。	たけたほうゐんゐ中よりのほりとて。御宮けに五かう。いなかの御たる二かまいらする。御たいめんありて。三こん御さか月まいる。宮の御かたもなる。三こんめに宮の御かたのさか月たふ。御しやくも御とりあり。女ほうたちもせう〳〵御さふらひあり。しうちやくかしこまり色〳〵に申。（湯）		
	6・26	内裏へなか、活貝を進上。	たけたなか一をり。いきかゐまいらする。（湯）		なか（長い魚？）
	6・29	禅予を訪れる、牛黄圓、香需散を持参。	今日竹田法印為礼来臨、牛黄圓白粒・香需散百疋持来、他行間即被帰云々。（北）		
	8・3	内裏へ伺候。	たけたほうゐんまいりてくこんたふ。（湯）		
	9・9	内裏へ鮭を進上。	たけたまいらするとて。すへよりあか御まなまいる。（湯）		
	9・16	御不予、召される。	よへより御もう〳〵にてたけためす。こよひ御むつかしくわたらします。（湯）		

9・17	御不予、極楽院と共に胗脈に参内。	及晩参内、依当番也、自昨日十五日暁天事也、朝御蟲気云々、驚存之由申入之、則参三間庇、先之貞盛法印相謁、於黒戸南落間一畳敷、御不例之様相尋之処、無殊御事由申之、先以珍重々々、入夜又参御前、数刻御雑談、御不例之気指而雖無御煩、猶非無謹慎者也、今夜当番候黒戸、（実）けさも御くすし両人まいる。御くすりかへてまいらする。（湯）
9・18	治療のために参内。	天陰、及晩著直衣参内、則参御前、御不例同篇御事也、今日御痢両度通云々、如今者不口御平癒不能左右、珍重々々、小時退出之次参伏見殿、彼母儀南御方御痢病、一両日以貞盛法印薬御減気云々、其間事等訪申了、黄昏退出、（実）ほうゐんまいる。御りとうする御くすりまいらする。（湯）
9・19	治療のために参内。	けさもちと御けんの御ふん。ほうゐんまいる。又へちの御くすりをまいらする。（湯）
9・20	治療のために参内。	未刻計参内、守光番代也、今日御不例大略御本復、貞盛法印参上、御脉無子細之由申之、珍重々々、（実）

西暦	年号	年	月日	事項	史料	年齢
1492	延徳	4	9・23	治療のために参内。	けふもたけたほうゐんまいる。（湯）	72
			9・28	定盛に参陣すべき旨奉書あり。	今朝梅龍軒来臨、法印方へ可参陣之由奉書□成候、如何様儀候哉、妙法院〻内状事被申候間遣之者也、（北）	
			10・9	実隆、「薩摩下向路次日記」の跋を書く。	……貞盛法印薩摩下向路次日記仮名、跋書写之遣了、（実）	
			10・13	御礼に実隆邸を訪れる、酒など持参。興あり。	天晴、時雨及晩濺、貞盛法印来、南酒一荷、食籠土器物等持来、不慮之芳恵也、勧数盃、滋野井在座、清談、美声等有興、頗酩酊、（実）	
			10・14	内裏へいりさんせう（煎山椒か）を進上する。	たけたほうゐんいりさんせうまいらする。（湯）	
			10・21	女房達の田楽申沙汰で謡を披露。	女はうたちのてんかた申御さた。御かわらけの物ともにて御てうしともまいる。かめ千代めしてうたわさせらるゝ。たりたほうゐんもまいりてうたゐなとして。御ひし〳〵にて五こんまいる。（湯）	
			11・12	内裏に酒を三荷持参。（勝仁親王沙汰の田楽事あり）	御かたの御連歌にてなる。はてゝ宮の御かたてんかく事御沙汰にて。……ちやうせいほうゐん三かまいらせてしこうす。しふたゆふめしてうたふ。（湯）	
			1・13	松梅院禅予、『延寿類要』	延寿類要今日書初也、（北）	

		の書写を始める。	
明応元	1・27	御土御門天皇を胗脈。	たけた御みやくにまいる。(湯)
	5・30	尊敦親王御不例で召される。	二宮の御方御むしけにてなる。たけためす。御おこりけのよし申。(湯)
	7・19	典侍庭田朝子の病篤く、召される。	このあか月新大すけ殿御ことをそんする。御きやうてんありて。たけたいそきめす。御みやくわろきよし。(湯)
	8・10	幕府家臣国分、定盛の申事に返事をする。	今日国分御陣へ進也、竹法申事在之、種〱御返事在之、(北)
	8・24	北野月次連歌会に出席。	今日竹田法印月次罷出、発句当座被申間、不及遠慮如此沙汰也、(北)
		御土御門天皇を胗脈。	御ひたい御いたくて。たけためして御くすりまいる。(湯)
	8・25	治療のために参内。	けさはしさひなき御事にて。御連歌に御いてあり。……けふもたけたまいる。(湯)
	8・26	治療のために参内。	御おこりけの御ふんなり。たけた御くすり色〳〵にもちてしこう。(湯)
	8・27	治療のために参内。	けさはちとよき御やうにて御しゆかゐあり。けふもたけたまいる。おなし御とをりの御ふん申。(湯)
	8・28	治療のために参内。	けふは御おこりあり。たけたまいる。(湯)
	8・30	治療のために参内。	また御おこりありてたけたまいる。ほうゐ

年号	月日	事項	史料	備考
明応	9・1	内裏へ鮪を進上。	ん夜に入て御さめあり。はすたけたまいらする。（湯） たけたまいらするしひの折すへよりまいる。（湯）	
	9・2	治療のために参内。（定盛と極楽院）	こくらく寺御みやくにまいる。よくわからしますよし申。御おこりなし。この御まゝ御けなりけにあるへし。夕かたほうゐんもまいる。（湯）	
	9・5	治療のために参内。	ほうゐんまいる。（湯）	
	9・8	治療のために参内。	たけたまいらするとて。すへよりかんまいる。……けさもほうゐんまいる。（湯）	
	9・14	禅予から荊芥三斤を贈られる。	竹田法印へ荊芥三斤遣之、（北）	荊芥（シソ科植物）
	9・26	御所に伺候。錦を賜る。	御ゆかけ御さた。たけたしこう。御はんにきんらむたふ。御てうしもいたされてしうちやく申。御つゝかなくあるへし。（湯）	
	9・29	内裏へ初鮭を進上。脉脈。	たけたまいらするとて。すへよりあか御まなはしめてまいる。よへより又ちと御おこりけにて。御はゐのこと。はくにおほせらるゝ。ほうゐん御みやくにしこう。（湯）	
	10・4	御土御門天皇を脉脈。	ほうゐん御みやくにまいる。（湯）	

			11・12	親王の月次御連歌の後、田楽事あり。内藤七郎を召す。定盛も参加。	御かたの御連歌にてなる。その、ちてんかくこと御ふた御所の御さたにて。れき〳〵の。ないとう七らうめしてうたふ。御かたより五色に二かまいる。たけたほうゐんもまいる。おとこたちのこらすしこう。(湯)……小御所田楽事有之、公方親王御方御沙汰也、地下美声有其興、(実)	
			11・24	内裏へ鰤二匹を進上。	たけたまいらするとて。すへよりふり二まいる。(湯)	
			12・29	内裏へ美物三種を進上。	すへよりたけたまいらするとて。ひふつ三色まいる。(湯)	
1493		2	1・7	禅予、定盛の薬箱を返す。	竹田梅龍へ法印去年薬箱返進、同返事在之、(北)	73
			1・14	周防と共に禅予を訪ねる。牛黄、太刀など持参。	竹田法印幷周防坊来臨、牛黄円百粒・太刀金、同防州太刀金随身、暫相留蒸麵在之、(北)	
			2・5	禅予が天野酒など持参し訪れる。	今日竹田法印へ為当年之礼罷出、天野一荷・鯛三・鰍鮓十令随身、酒色々在之、雪単軒・進築州同道也、(北)	
			2・8	禅予、妙法院へ参上し竹田法印取合事について話す。	院家へ今日参上、竹田法印取合事申間参也、有御対面、種々大酒在之、(北)	
			2・12	禅予に妙法院への八風散を	自竹田法印八風散院家へ可進由到来、(北)	

222

1493

明応

2

	届ける。	
2・25	禅予を訪ねる。牛黄円など持参。	今朝竹田法印来臨、牛黄円百粒随身、進筑同酒在之、同梅龍軒・日光寺・松隠来臨、湯漬在之、（北）
3・14	御不予。胗脈に参内。	よへより御むしけにてたけたまいる。御ゆかけはなくて御はいになる。（湯）
3・22	禅予に招かれる。	今日竹田法印幷梅龍軒招請、夕食在之、（北）
3・24	北野月次連歌会に出席。	今日竹田法印月次罷出、天野一荷・蛤一折・鯛納物五桶随身、（北）
4・11	定盛の子（後の定栄か）、近衛政家に目通りし、太刀を贈られる。	竹田法印息二歳土器物二荷持来、遣太刀、（後）
4・18	御礼に近衛政家を訪ねる。牛黄円を持参。	竹田法印来、先日息小児来間遣太刀訖、為其礼来、牛黄円二百粒持来、令対面勧一盞、又松梅院来、同在此席、（後）
閏4・26	内裏にみるを進上。	たけたみるのをりまいらする。（湯）
7・17	御不予。胗脈に参内。	御もうきにてたけためす。御□すりまいらする。（湯）
7・18	治療のために参内。	けふもたけためす。（湯）
7・19	治療のために参内。	けふもたけためす。（湯）
7・21	治療のために参内。	けさもたけたまいりて。御くすりとりかへ

73

		てまいらする。（湯）
7・22	治療のために参内。	けふもほうゐんまいる。御みやくよきよし申。（湯）
7・23	治療のために参内。	けふもほうゐんまいる。（湯）
7・25	治療のために参内。	たけたまいる。御みやくよくわたらしますよし申。めでたし。（湯）
7・26	治療のために参内。	ほうゐんまいる。（湯）
7・29	御所に曲舞が来る。伺候し謡を披露。	くせまゐまいるにつきてまわせらるる。ふしみ殿。くろき御所〳〵御まいり。御さか月三こんまいる。たけたまいり。きかせらるゝ。（湯）
8・1	内裏より馬（?）を賜わる。	御むまたけたにたふ。（湯）
8・11	内裏に薬を進上。	たけたまいる。御むしの御くすりまいらする。（湯）
8・25	内裏へ鮭を進上。	たけ田まいらするとて。すへよりあかまなまいる。（湯）
8・26	内裏へ椎を進上。	たけたしゐのをりまいらする。（湯）
10・30	内裏へ鱈を進上。	たけたまいらするとて。すへよりゆきの御まなまいる。（湯）
11・21	内裏へ折詰、酒樽を進上。	たけたほういんをり。御たるまいらする。（湯）

西暦	年号	年	月日	事項	史料	年齢
	明応		12・3	周防と共に政家を訪ねる。	竹田法印、同周防、武田下條等来、相吊之、（後）	
			12・16	歳末の礼に近衛邸を訪れる。政家を診脈。翌日金龍丹を送る。	昨日竹田法印為歳末之礼来、以次余近日聊歓楽間令取脈、今日金龍丹五貝送進之、随分之良薬云々、一粒両三度ニ可受用之云々、（後 17日条）	
			12・24	内裏へ魚三種を進上。	すへよりたけ田まいらするとて。御まな三色まいる。（湯）	
1494		3	1・28	内裏へ挨拶に伺候。	たけたまいりて御てうしいたさるゝ。（湯）	74
			3・15	御不予。内裏へ召される。	たけたまいりて。ちと御かさけのよし申て御くすりまいる。（湯）	
			3・19	御土御門天皇を診脈。	たけためして御みやくにまいる。（湯）	
			3・24	内裏で舞、猿楽あり。酒肴を進上。	――御れんかはてて宮の御かた。三の宮の御かた。おか殿。女中。おとこたちさう〳〵申さたにて。まいさるかくあり。御ひし〳〵とめてたし。御かつしき御所よりも御たるまいる。たけたも五いろ。一かまいらする。（湯）	
			4・4	内裏に伺候し、参宮の為の留守を告げる。	たけたほうゐんさん宮とて御いとま申。御あふきをたふ。（湯）	
			5・21	内裏から薬代を賜る。	たけたに御やうしやうくすりの御やく代つかはさるゝ。（湯）	

西暦	年	月日	事項	記事	年齢	関連事項
		9・6	内裏へ鮭を進上。	たけ出まいらするとて。すへよりあか御まなまいる。（湯）		下河原宮（第四皇子）
		9・12	下河原宮を診脈。	しもかはら殿御はら御大事にて。たけたまいらせらるゝ。しんしやくのよし申。（湯）		
		9・13	下河原宮の臨終を診る。	下かわら殿猶〳〵御大事のよし申さるゝ。たけた御くすりしんしやくのよしなを申に。ともかくもたゝまいらすへきよしおほせらるゝ。女はうたちもみな〳〵見まいらせられに御まいりともあり。八のすきに御こときるゝよし申さるゝ。（湯）		
		10・19	内裏へふりこを進上。	たけたまいらするとて。すへよりふりこまいる。（湯）		
1495	4	2・16	内裏へ鱈を進上。	たけたしろ御まなまいらする。（湯）	75	新撰菟玖波集の撰集が始まる
		3・20	内裏へ伺候し田舎へ下向する旨を告げ、御物かたりをする。	たけ出ゐ中へくたるよし申て。御いとまこいにまいりて。久しく御物かたりあり。（湯）		
		3・26	内裏へ伺候し乳母を診脈。	御ちの人もうきわろきよしきこしめして。たけためして。つかはさるゝ。（湯）		

明応	4・7	正親町三条公治を弔い、次いで実隆邸を訪れる。	及晩基春朝臣来、宗祇法師来、竹田法印□□弔亜相事来、昨日酒壺青州従事也、彼法印愛酒之間勧一盞、以外入興之躰也、（実）
	4・16	内裏へ養生薬を進上する。	たけた御やうしやうの御くすりまいらする。（湯）
	5・30	御不予。召される。	ちと御もうもうにて。たけためす。（湯）
	6・3	実隆を診て午黄円を贈る。	晴、定盛法印来、見脈、牛王円百粒恵之、自愛秘蔵々々、勧一盞、暫雑談、及巳周防良薬益損湯六包送之、（実）
	6・6	内裏より薬代を賜る。	たけたに御やく代つかはさるゝ。（湯
	6・11	後土御門天皇を脉脈。	たけた御みやくにまいる。（湯）
	6・17	治療のために参内。	たけた御みやくにまいる。ことのほか□□ふりよくのよし申。（湯）
	6・21	内裏へ活貝を進上。	たけたいきかひまいらする。（湯）
	6・29	内裏へ薬を進上。	たけたより御くすりの物ともまいる。（湯）
	8・7	内裏へ鱸を進上。	たけたほうゐんすゝきまいらする。（湯）
	8・11	尊敦親王御不例で召される。	二宮の御かた御むしけのよし御巾。ほうゐんめしてまいらるゝ。（湯）
	9・19	内裏へ鮭を進上。	すへよりたけたまいらするとて。あか御まなまいる。（湯）
	12・6	内裏へ鮭、濁酒を進上。	たけたあか御まな。いなか一かまいらする。（湯）

		12・29	内裏へ美物三種を進上。	たけた三色まいらする。（湯）	
		12・30	内裏へ美物三種を進上。	たけたまいらするとて。すゑよりひふつ三色まいる。（湯）	
1496	5	1・4	実隆邸で宗祇ら短冊百首を見る。定盛も加わる。	霽、午後寒風雪飛、宗祇法師一荷両種送之、則来、短冊百首持来、玄清同道、滋野井同在座、傾数盃、定盛法印来会、同勧一盞、事了続千載校合之、玄清校合、又新撰菟玖波作者部類等令進上禁裏了、（実）	76
		1・14	内裏へ年賀に参上する。午黄円持参。	たけた御れいにまいる。五わうゑんまいらする。御たいめんあり。（湯）	
		閏2・1	内裏へ鱈を進上。	たけたまいらするとて。すへよりしろ御まなまいる。（湯）	
		4・14	滋野井の腫物を診る。	抑貞盛法印来、滋野井脈見之、腫物減気也、蜞飼可然之由意見之間、則可用蜞之由申了、（実）	
		5・9	御土御門天皇を診脈。	御はらむつかしくてたけたに御くすりのことおほせらる、。御みやくにまいる。御くゑしくなきよし申。（湯）	
		6・19	実隆に勧修寺教秀（儀同入道）の喉の病気について教える。	賢房来、儀同入道喉之躰今暁静思惟分注一紙送之、再住問答之後相尋貞盛法印處、所診噎気分明也、仍彼治薬可為如何哉之由相尋之處、含薬一種送其方、彼問答続左、	

1496	明応	5	6・20	後土御門天皇を胗脈。	……（実） 御はらむつかしくて。たけたまいりて御くすりまいらする。（湯）	76
			6・21	実隆に勧修寺教秀への良薬について相談される。	午後向勧修寺看儀同禅門病体、只同篇之体也、今日猶良薬事相談貞盛法印可調合之由存之、仍巨細相尋病体、被勧一盞、小時帰路向伯二位許、招貞盛法印相謁、巨細良薬事等談之、有一盞、及晩色帰宅、酩酊了、今夕儀同禅門含薬出現、七十粒遣之了、（実）	
				後土御門天皇を胗脈。	けふもほうゐんまいる。（湯）	
			6・23	治療のために参内。	ほうゐん御みやくにまいる。いまた御ねつきのよし申。（湯）	
				実隆に薬方を教える。	貞盛法印薬方注送之、則仰重種令調合之、一種先遣之了、（実）	
			7・17	勧修寺教秀の弔問に行く。	天容快晴、道堅法師来、俊道朝臣来、般舟院来臨、中院黄門、定盛法印等儀同禅門事弔来、（実）	
			8・8	内裏で円覚経談義を聴聞。	於小御所有講尺、如例、万松軒、下官、伯二位、為学等聴聞、於地下中御門大納言、三條宰相中将、江南院、貞盛法印等聴聞、（実）	

8・11	近衛政家の眼病を診る。	竹田法印定盛来、依目所労可来由仰遣了、有一盞事、(後)	
8・12	内裏で円覚経談義を聴聞。	たけたちやうもんにまいるにつきておなし。(湯)	
8・25	内裏へ初蜜柑を進上。	たけたまいらするとて。すへよりはつかんまいる。(湯)	
9・1	内裏へゑひを進上。	たけたまいらするとてすへよりゑひのをりまいる。(湯)	ゑひ(鱓?)
9・9	内裏へ鮭を進上。	たけたまいらするとて。すへよりあか御まなまいる。(湯)	
9・15	地方へ下向することを内裏に伝える。	竹田あすゐ中へくたるとて御いとま申。とんすたひて。くに〳〵のみやけもち候はんするとて。しうちやくのよし申。(湯)	
10・13	内裏へふりこを進上。	たけたまいらするとて。すへよりふりこまいる。(湯)	
11・8	梅千代に折り詰め、酒樽を給わる。	たけた御るす事に。むめちよにおり二かう。御たる二かつかはさるゝ。(湯)	梅千代は妻?
12・28	内裏へ美物三種を進上。	たけたひふつ三色まいらする。(湯)	
12・30	阿波より上洛し、内裏へ祗候。土産に蜜柑、濁酒、しうんゐん御なか、のし蚫、鴻、飯蛸を進上。	たけたあはよりのほりて。御みやけにかん一ふり。いなか一かまいらする。しうんゐん御なか廿とゝのしあは廿は。ひしくゐ一。□□二。いひたこしん上のよし。たけ	御なか(綿?)

1497	明応	6	1・4	年賀に実隆邸を訪れる。	たまてまいる。（湯）	77
			1・8	年賀に内裏へ伺候し午黄円を進上。	天晴、中御門亜相入来、勧一盞、伯二位、竹田法印等来、同勧一盞、（実） たけたはしめてしこうして。こわうゑん二百りうまいらする。（湯）	
			1・18	内裏へ伺候。	たけたほうゐんも一日まいらする。（湯）	
			2・7	内裏へ鱈を進上。	たけたまいらするとて。すへよりしろ御まなまいる。（湯）	
			3・3	近衛政家を診る。	竹田法印来、令対面博陸令取脈、肺風冷心労熱云々、加今者養生肝要不可有殊事云々、有一盞事、（後）	
			4・4	内裏へ薬を進上。	たけたまいりて御くすりまいる。（湯）	
			4・11	竹田周防、死亡する。	巳刻竹田周防円寂云々。（後）	
			5・2	内裏へ伺候し、天皇と物かたりする。	たけたまいりて御物かたりあり。（湯）	
			5・4	内裏へみるを進上。	すへよりたけ田まいらするとて。みるのをりはしめてまいる。（湯）	
			8・14	御不予。内裏へ召される。	なにとやらん御心ちとよからぬとてたけ田めして御みやくにまいる。（湯）	
			8・24	内裏へあいきやう（?）に参内。	たけたほうゐんあいきやうまいらする。（湯）	
			9・4	内裏へ初蜜柑を進上。	たけたまいらするとて。すへよりはつかん	

				まいりて御しやうくわん。（湯）		
		9・16	内裏へわたり蟹を進上。	たけたかさまいらする。（湯）		
		10・13	内裏へふりこを進上。	すへよりたけたまいらするとて。ふりこのおけまいる。（湯）		
		11・4	内裏へ鱈を進上。	すへよりたけたまいらするとて。ゆきの御まなまいる。（湯）		
		11・16	内裏より薬代を賜る。	けふもおなし御とをり。御やく代つかはさる、。うんれう院よりこくらく寺まいる。（湯）		
		12・28	内裏へ美物三種を進上。	たけたまいらするとて。三色すへよりまいる。（湯）		
1498	7	1・12	内裏へ年賀に参上。	たけたほうゐんまいる。（湯）	78	
		2・8	内裏へ診脈に伺候。	たけた御みやくにまいる。（湯）		
		2・30	内裏へ診脈に伺候。	たけた御みやくにまいる。御かさをみせらる、とて□。（湯）		
		4・6	後土御門天皇、咳病で定盛を召す。	御かひやうけにてたけためす。御くすりまいらする。（湯）		
		5・25	内裏へみるを進上。	たけたよりみるまいらする。（湯）		
		8・1	内裏より馬（？）を賜る。	御むまたけたにたふ。（湯）		
		9・23	内裏へ鮭を進上。	たけ出あか御まなしん上する。（湯）		
		9・27	内裏へ初蜜柑を進上。	たけたはつかんしん上する。（湯）		
		閏10・13	内裏へふりこを進上。	たけ出まいらするとて。すへよりふりこま		ふりこ

					いる。（湯）		（不明）
			閏10・22	薬師寺が胗脈に参内し、御前で謡う。	於御学問所前南都律僧薬師寺某医師定盛法印子也、此間御脇御腫物為御療治所参也伺候、御療治之趣等申之時分也、……件法師音曲数奇之由聞召之、可発一声之由俄勅定、微声一両有興、（実）		薬師寺（定盛の子）
			11・7	内裏へ召される。	たけためしてまいる。（湯）		
			12・25	内裏へ美物三種を進上。	たけ田まいらするとて。すへよりひふつ三色まいる。（湯）		
1499	明応	8	1・4	年賀に実隆邸を訪れる。	天顔快晴、本朝文粋第六書写之、新黄門入来、象戯□伯二位、実治朝臣、信直━、竹田法印等其外少々有□賀之人、（実）	79	
			1・8	実隆、定盛に書物五冊貸し送る。	宗祇法師来、紀氏系図一覧、可抄出之事□□命之事、諾了、宗坡短冊百枚持参之、統秋携一桶来、十首和歌合点之事所望、静可加一見之由命了、暫雑談、貞盛法印居家必用五冊、借送之、一見本望也、（実）		
			4・22	御不予。内裏に伺候。	こよひ御むしおこりて。御はゐけくにおほせつけらるゝ。ほうゐん御くすりまいらする。のちに御みやくにまいる。しさひなくわたらします。（湯）		

4・23	内裏に伺候。	はうゐんけふもまいる。御せ(けカ)んの御事にてめてたし。（湯）
4・29	鹿苑院を訪れ　末子（後の周耆）を景徐周麟の弟子にしようとする。周麟と話がはずむ。自らを関山派とする。	竹田法印来。献一緡。牛黄円百粒。蓋賀住院也。因曰。有季子今年六歳。礼師以為弟子者也。来月則五月也。今日来而定焉。留而侑夷酒。話及諸芸。聡明過人。曰關山派也。舉一面則所謎子訣也。（鹿）
4・30	周麟、定盛を訪ねる。周麟と和剤方指南の注釈、醫方大成抄見を著したことなど医学談義をする。	晩過竹田法印之舎。携杉原一帖仙館所恵。香合西嶺所送。両物。為前日一緡牛黄百粒之謝。留而侑盃。話次及醫書事。法印曰。今天子謂某曰。蘭坡講次曰。薬有三品。病有三階。是則雷公之語也。雷公乃黄帝之臣也。著炮煮論者也。三品之薬則君臣佐使也。三階之病則未所究也。爾知之否。某答而言。在焉。病之三階者。扁鵲看桓公而曰。病在腠理。後五日復曰。疾在血脈。又曰。疾在腸胃。是謂之三階也。因以自所著之和剤方指南之注釈幷醫方大成抄見示。三階載之。又話曰。昔上池院故法印在殿中。謂予曰。……（鹿） 前日竹田法印話次曰。医書用字者。假借惟多。故錯之多。以棗字或為双。或為早。或

年	月・日	事項	典拠	備考
明応			為棘。豈不錯哉。予曰。……（鹿　5月2日）	
	5・4	内裏へみるを進上。	たけ田まいらするとて。すへよりみるまいる。（湯）	
	5・5	内裏へみるを進上。	たけたみるまいらする。（湯）	
	5・29	御不予。薬を進上。	夕かた御はらくたる。たけた御くすりまいらする。（湯）	
	6・20	定盛の妻、周麟に酒、瓜、山芋を贈る。	竹田法印之内送柳一荷瓜貳籠山芋一包。（鹿）	
	6・25	内裏へ活さざえを進上。	たけたけさいきかひさゝいまいらする。（湯）	
	7・4	周麟、竹田法印の室に瓜を贈る。	希宗所送瓜五十ケ。命免僧送于竹田法印之室（鹿）	
	7・26	周麟へ加味流気散五十包贈る。	竹田法印以加味流気五十包見恵演書記。予裁書以謝焉。号養浩斎。故署此斎号以遣之。（鹿）	養浩斎（定盛の号名）
	8・2	内裏へ醢を進上。	たけたひしほ一おけまいらする。（湯）	
	8・16	内裏へ雁を進上。	たけたかんまいらする。（湯）	
	8・19	内裏へ椎の実を進上。	たけたとし〳〵のしい一おりしん上。（湯）	
	8・23	周麟より木練一折届く。	命免僧。以養浩斎主竹田法印所贈木練一折。（鹿）	
	9・15	内裏へ鮭を進上。	たけ田あか御まなまいらするよし。すへよ	

1500

9

月日	事項	史料
9・25	周麟に薬を贈り感謝される。	り申。（湯） 今朝演服竹田法印所恵人参散。至此得百三十服云爾。吁恩哉。為予所献牛黄円二百粒。至此得三百粒也。復始見恵潤体円者五貝也。（鹿）
10・17	梅千代を伴い参内。盃を給わり、謡う。	たけ田ほういんむめ千代つれて三色。二かもちてまいる。うたわせられて御さか月三こんまいる。はんしゆもしこう。（湯）
11・10	御不予。内裏へ胗脈に伺候。薬代を賜る。	たけためして御みやくとらせらるゝ。御ちうふけにちとわたらしますよし申。御やく代たふ。（湯）
12・25	歳末の挨拶に周麟を訪ねる。潤体円、牛黄円を持参。	竹田法印賀歳末来。因見恵潤体円十粒。以牛黄円一百粒恵演書記。（鹿）
12・29	内裏へ美物三種を進上。	たけたまいらするとて。すヽよりひふつ三色まいる。（湯）
1・14	周麟が定盛の末子を周耆と名付ける。定盛、子を連れて鹿苑院に行く。	竹田法印携季子。以求安名。入于釈氏也。予命数名以令択焉。周耆。梵奘。承諦。或曰周諦。承長。承省。……竹田法印携小子来。大折三合。饅頭。麺。菓子。柳五合。（鹿）
1・16	内裏へ煎薬を進上。	たけた御せんやくまいらする。（湯）
1・27	周麟から折と酒が届く。定	澤蔵軒献折十合。柳色十荷。蓋謝平日善遇

80

1500 明応 9 (80)

月日	事項	史料
	盛歌い舞う。	也。……。以三合二荷送竹田法印。……。齋了。講礼於城中者。上池院。徳大寺殿。奥州。摠持尼院并陽西尼院。小笠原。武田。蜷川中書并横川。竹田公。竹田公作温麺以見侍。留而挙杯者移時。法印歌且舞。八十歳屈強可観矣。(鹿)
1・29	後土御門天皇御不予。	御わきの物わつらはしくて……やくし寺めしのぼせらる、。御つかいに二らうさへもんくたる。(湯)
2・5	薬師寺、堺より上洛する。	夜に入て二らうさへもんのほりて。やくし寺五日にのほるへきよし申。(湯 2日条)
2・6	薬師寺、診脈に参内する。	やくし寺まいる。(湯)
2・10	周麟に医事談義をする。	竹田法印来。今日詣公府。因恵牛黄円一百粒。話曰。人之面上以下。白而如雲者在焉。謂白癜風。昔與故上池院会于殿中。上池問曰。白癜風則為悪瘡之類乎。予曰。請何。上池曰。癜也。……(鹿)
3・2	自邸で齋能をする。周麟らを招き、歌い舞う。	赴竹田法印之招。会者七員。飯川彦九郎来陪食。薬師寺会于坐。南都律寺法印之子也。諸童挙室以会。作肉以食之。齋能。法印歌且舞。撃鼓吹尺八。八十老翁強健絶人。可喜矣。欲立者三度。見肘以留也。予

天皇崩御まで主に薬師寺が診る

		帰後。諸僧尚留焉。（鹿）
3・4	鹿苑院を訪れ、周麟に謝礼する。	竹田法印来。謝前日往而会也。恵桂漿。人々食籠。方圓二尺圍。観者驚目矣。（鹿）
3・18	周麟が竹田の牛黄円を服用する。	余今夜腹不痛。蓋自昨日早晨。服竹田法印牛黄円者数多以故也。可喜矣。（鹿）
3・27	周麟に宴に招くための都合を尋ねられる。	命免僧招法印。刻以廿九日。則曰。其日通来。来晦日可必来会云。（鹿）
3・30	周麟に招かれる。（定盛と薬師寺）	招竹田法印。以喫飯。薬師寺相従。（鹿）
4・1	薬師寺とともに天皇を診脈。あと盃を賜り謡を披露。	やくし寺。たけ田もまいりて御みやくとりまいらする。くこんたひてうたはさせらるゝ。二の宮。御むろおもしろきよし御申あり。（湯）
4・5	薬師寺と診脈に参内する。	やくし寺ちやうせいもまいる。御みやく昨日よりはよき御ふん申。かつ〳〵めてたし。（湯）
4・15	内裏へ活貝を進上。	たけたいきかひまいらする。（湯）
4・25	内裏へみるを進上。	たけたまいらするとて。すへよりみる一をりまいる。（湯）
4・28	樽食籠持参し鹿苑院を訪れる。薬師寺も牛黄円百粒持参する。	竹田法印携朋樽食籠来。薬師寺持牛黄円百粒来見恵。作冷麺一肴以侑之。（鹿）

西暦	年号	年	月日	事項	史料	番号	備考
	明応		5・10	内裏で謡を披露。	ないないのおとこたち。たけた。やくし寺もしこうしてうたいまいらする。（湯）		
			5・17	内裏へ蚫を進上。	すへよりたけたまいらするとて。かひのあわ一をりまいる。（湯）		
			8・24	内裏へ雁を進上。	やくし寺まいる。たけたまいらするとて。すへよりはつかりまいる。（湯）		
			9・17	定盛、内裏へ鮭、しいを進上。	すへよりたけ田まいらするとてあか御まな。しゐ一をりまいる。（湯）		
			9・27	内裏へ薬師寺が伺候し、後土御門天皇の臨終を診る。	けふは猶御わつらいあり。けふも御所〳〵御まいり。やくし寺まいる。こよひ九すきに御はら御いたかりて御むつかしきにより。やくし寺めして御みやくとらせらるゝ。御わろきよし申。……御さわともいたく御しられなく御りんしゆすやうねんにほうきよなる。御こくけん八の時ふん。（湯）		9・28 後土御門天皇崩御
1501	文亀	元	閏6・25	定盛の秘薬、実隆に効かず。	今朝貞盛法印秘薬辟邪丹三粒服之、雖然今夜又発、俊道朝臣来胗脈、良薬七包送之、自今日一向用此薬、（実）	81	
1502		2	4・12	実隆を訪ね語り合う。	及晩竹田法印貞盛携一桶来、盃酌数巡及夜景、談旧遊述蟄懐了、（実）	82	
			9・16	実隆より松茸が届く。実隆	波々伯部兵庫助送松茸、則遣貞盛法印許、		

西暦		年	月日	事項	史料	年齢	
				が定盛の薬を服用する。	（略）貞盛法印送良薬槐花甯拈湯、則服用、持病有効、（実）		
1503		3	7・22	梅叔法霖、竹田邸を来訪する。	午時赴竹田法印宅。及晩帰。（鹿）	83	
			8・23	実隆に酒を贈る	抑竹田法印送一桶、（実）		
			8・24	閔子騫を猿楽にすることを実隆に相談する。	齋、貞盛法印来、閔子騫事猿楽作之、此事談合之、頗狂事也、雖然老者之命難背之間、愚意分示之、比興々々、一盞張行、（実）		
			8・25	実隆、閔子騫を曲舞にして定盛に渡す。	晴、閔子騫曲舞暁天寝覚綴連之、早朝書遣法印許了、（実）		
			9・19	室町第で《是害》演能される。	酉下刻参室町殿、依先日内々仰也、暫於御廐左金吾、三條黄門以下雑談、入夜初夜時分、被始猿楽、依召参入、聯輝軒師弟参給、下官、左金吾、三黄、新黄、藤相公各御請伴、有一献、右馬助、大館両息、淡路伊豆等御陪膳、伊勢党等予以下前役送也、七献也、其間又御盃一被入置子、猿楽十二番、狭衣予新作之能也、此能可令拝見之由御結構、仍腋被用此能之由被仰、尤畏存之由申入了、八嶋判官　井筒　海士　殺生石右馬助子息十一歳歟、俄依		

	文亀				仰施其芸、神也妙也、言語道断々々々、權通 小町　鵜飼　玉鬘　松虫　是害　猩々 晩鐘程退出、蔭涼、三黄等同道、今日時宜快然、祝著此事也、（実） （実　9月26日27日紙背にも曲名あり）		
1505	永正	2	2・1	実隆に牛黄円を贈る。	竹田法印所進上之牛黄円一日拝領、祝著々々、（実）	85	
			3・11	鞍馬山で歌会をする。	四月二日　過ぎし月の十一日くらまにて歌よみ詩つくりたるよし、定盛法印かたりて、去廿四日その一座をみせたりしを、今日かへしつかはすとて、つゝみ紙に……（再昌草）		
			4・2	実隆に鞍馬山歌会の批評を求める。			
			4・21	室町第で猿楽あり。善界演能か？	（実　永正2年4月19日紙背）		
			5・1	桂陽の小瘡に定盛の薬効かず。	抑桂陽小瘡隠所以外腫痒等甚一両日雖用竹田法印薬無其験、若妬精瘡歟之由有其疑、欲用件療治也、（実）		
1507		4	3・21	定盛、実隆に目薬を送る。	今日定盛法印送目薬、頭中将則入之、（実）	87	
			3・24	実隆に目薬を送る。	定盛法印送目薬（実）		
			5月頃	伏見宮邦高親王、定盛の謡の声を聞く。	哥いの音ハ定盛かもと候か、いつもかようニ遊候老狂もうら山しく候、（実　永正4年6月10日至12日、同6日至9日紙背）		

			8月頃	公條の病に薬を届ける。定盛は足を痛める。	只今御薬可進上候処取ニ被下候、即進上申候、昨日も御発候事、さ様御座事候ハねつきもつよく御入候事尤候、卜二一も不落事候ハす候、必〻可然候、御脈事昨日可上候処、於典厩脚を歩損候て輿にて罷帰候、八幡路より痛候問きと出頭無力候、明日邊御様躰ニより候て乗物ニて成とも可参申候、此旨御披露恐入候、 乃剋　定（花押） 權大夫殿 （実 永正4年8月29日紙背）		
			8・19	薬師寺と共に実隆を訪ねる。	竹田法印携一桶来、子息薬師寺同来、茶十袋携之、盃酌、音曲有興、（実）		
1508		5	6・20	定盛没。（八十八歳）	晴、定盛法印八十八歳、逝去云々、（実）	88	

Sanetaka's guidance in Japanese poetry.

The years of the Muromachi Era are regarded as a major period of change of old Japanese cultural history. It was a transition period for the supporters of the culture from the upper-class people to the general public and Jyo-sei was one of the new cultural persons of the Muromachi Era.

Study of Jyo-sei has been so far made only in the field of medical history. This paper deals with two facets of Jyo-sei both from the cultural and the medical points of view.

Reappraisal of Jyo-sei Takeda : The relationship between the medical profession and the literature

Hisako Otori

Jyo-sei Takeda (1421～1508) was a grandson of Mei-shitu Takeda who is considered to be the first doctor to use acupunture in Japan. He was born in Kyoto and was an able 'medical doctor who was a retainer' of the Muromachi Shogunate. He was also a favorite doctor of the Emperor 'Go-tsuchimikado' and he served as the family doctor of the Imperial Palace.

Jyo-sei was a talented doctor with many other good abilities. He also wrote a lot of traditional Japanese poetry (waka,renga). One of his Japanese poetry works 'renga' was chosen for the collection of renga 'Shinsen-tukubashyu' (新撰菟玖波集). Another of his literary works was 'Enjyu-ruiyou' (延寿類要), which was read by many people as a book of good health care. He also wrote a Noh play 'Zegai' (善界).

He was fond of many public entertainments and he also sang Noh song texts. After the O-nin War, the first Noh performance was held in the Imperial Palace. He coordinated many activities of the Noh performance. He gathered many actors, players and singers for the Noh performance.

He had a large circle of friends of upper-class people, including Zen priests of 'Kyoto-gozan'. It is especially important to associate Sanetaka Sanjyo-nishi with Jyo-sei Takeda and his son Jyo-yu Takeda, and it is highly important to note the relationship between Jyo-sei Takeda and Sanetaka Sanjyo-nishi. Sanetaka was a weak person who was supported by his life-long doctor Jyo-sei and his son Jyo-yu. On other hand, Jyo-sei and his son received

あとがき

本書は平成二十一年に大阪大谷大学に提出した博士学位申請論文『竹田定盛論―医家と文芸―』をもとにして作成したものである。

私は五十三歳の時に帝塚山学院大学に入学した。四年間続けた姑の介護がその少し前に終わったが、私は介護という目標を失ってどうしようもない脱力感に悩んでいた。そんな時「ふと思いついて」もう一度大学で学ぶことにしたのである。学部はそれまでの私の専門とは全く違う文学部を選び入試を受けた。そしてこの「ふと思いついて」したことが専業主婦であった私の人生を変えたのである。

帝塚山学院大学を卒業した後は大谷女子大学の大学院に進学し、岩瀬博先生のもとで医事説話に取り組んだ。ところが説話の研究ということがよく分らず、努力をしたけれどもなかなかなじめなかった。博士課程の二年目に岩瀬先生が定年でお辞めになり、その後は小林健二先生の指導を受けることになった。同じ頃、誘われて大乗院寺社雑事記研究会にも参加するようになった。中世の史料を調べるのは基礎知識のなかった私にとってなかなか難しかったが、少しずつ糸をほぐすように解いていく作業は楽しく、私は医事説話のことなどすっかり忘れて夢中になってしまった。色々とお気遣い下さった岩瀬先生には申し訳ないことをしたと思っている。

当時の日記には竹田法印という名前がよく出てきた。「竹田っていったい何者なんだろう」と思い、その度にメモにとっているとかなりの量になった。そのうち室町時代の医師で能《善界》の作者だということがわかって、小林先生にこれで学位論文を書きたいと申し出ると先生は最初あまり賛成されなかったが、私はすでにその時竹田定盛に夢中になっていたのである。室町後期から安土桃山時代は、文化の中心が上流から一般へと移動していく過渡期で、人々の文芸嗜好が身分の差なく高まってきた時代といわれる。おそらくこの時代には竹田定盛のような人物が数多くいたと思う。しかし記録に残っていなければ私達は知る事ができないわけで、こうした人々の代表として定盛をとりあげることは意味があると考えたのである。

論文の大体の骨子が決まり少し軌道に乗りはじめた時、突然小林先生が国文学研究資料館へ移られることになり、その後は森博行先生に引き継いでいただいた。そして中世の歴史と文学がご専門の帝塚山学院大学の鶴崎裕雄先生にも御指導いただけることになった。小林健二、森博行、鶴崎裕雄の三先生のご指導と励ましがなければ恐らく挫折していたと思う。言葉で言い表せない位にお世話になった。この場を借りて御礼申し上げたい。

本書の出版にさいしては鶴崎先生にお口添えいただき和泉書院にお願いした。「ふと思いついて」から今日まで十五年かかっている。思えば長い年月であった。その間、多くの方のお知恵を拝借し励ましていただいた。お世話になった方々に心から感謝したい。

最後に私事で恐縮であるが、私を全面的に応援し常に暖かいまなざしで見つめてくれた夫に深く感謝し、この書を捧げる。

平成二十五年一月

大島壽子

■著者紹介
大鳥壽子（おおとり ひさこ）
一九四五年　東京都生まれ
一九六五年　大阪府立社会事業短期大学社会事業科卒業
二〇〇二年　帝塚山学院大学文学部日本文学科卒業
二〇〇八年　大谷女子大学文学研究科後期課程修了
二〇〇九年　博士（文学）
（職歴）
一九六五～一九七五年　大阪市立小児保健センター眼科
一九七五～一九八五年　国立大阪病院付属視能訓練学院

日本史研究叢刊　24

医師と文芸
——室町の医師竹田定盛——

二〇一三年五月二五日初版第一刷発行
（検印省略）

著者　大鳥壽子
発行者　廣橋研三
印刷所　亜細亜印刷
製本所　渋谷文泉閣
発行所　有限会社　和泉書院
大阪市天王寺区上之宮町七—六
〒五四三—〇〇三七
電話　〇六—六七七一—一四六七
振替　〇〇九七〇—八—一五〇四三

ISBN978-4-7576-0667-8 C3321

日本史研究叢刊

11	日本中世の説話と仏教	追塩千尋著	九四五〇円
12	戦国・織豊期城郭論 丹波国八上城遺跡群に関する総合研究	八上城研究会編	九九七五円
13	中世音楽史論叢	福島和夫編	品切
14	近世畿内政治支配の諸相	福島雅藏著	八四〇〇円
15	寺内町の歴史地理学的研究	金井年著	七三五〇円
16	戦国期畿内の政治社会構造	小山靖憲編	八四〇〇円
17	継体王朝成立論序説	住野勉一著	七三五〇円
18	「花」の成立と展開	小林善帆著	六三〇〇円
19	大塩平八郎と陽明学	森田康夫著	八四〇〇円
20	中世集落景観と生活文化 阿波からのまなざし	石尾和仁著	八九二五円

（価格は５％税込）